Le nanisme

Se faire une place au soleil dans un monde de grands

Nathalie Boëls

La Collection du CHU Sainte-Justine
pour les parents

Le nanisme

Se faire une place au soleil dans un monde de grands

Nathalie Boëls

Éditions du
CHU Sainte-Justine

Catalogage avant publication de Bibliothèque et Archives nationales du Québec et Bibliothèque et Archives Canada

Boëls, Nathalie

Le nanisme : se faire une place au soleil dans un monde de grands
(La Collection du CHU Sainte-Justine pour les parents)

Comprend des réf. bibliogr.

ISBN 978-2-89619-138-3

1. Nanisme - Ouvrages de vulgarisation. 2. Nanisme - Aspect social. I. Titre.
II. Collection : Collection du CHU Sainte-Justine pour les parents.

RB140.3.B63 2008 616.4'7 C2008-941686-4

Illustration de la couverture : Geneviève Côté
Les figures 7, 8 et 9 ont été reproduites avec l'autorisation du professeur Jacques Caton.

Conception graphique : Nicole Tétreault

Diffusion-Distribution au Québec : Prologue inc.
en France : CEDIF (diffusion) – Daudin (distribution)
en Belgique et au Luxembourg : SDL Caravelle
en Suisse : Servidis S.A.

Éditions du CHU Sainte-Justine
3175, chemin de la Côte-Sainte-Catherine
Montréal (Québec) H3T 1C5
Téléphone : 514 345-4671
Télécopieur : 514 345-4631
www.chu-sainte-justine.org/editions

Membre partenaire de l'Association nationale des éditeurs de livres (ANEL).

ISBN : 978-2-89619-138-3

Dépôt légal : Bibliothèque et Archives nationales du Québec, 2008
Bibliothèque et Archives Canada, 2008

Ce projet a reçu un soutien de l'Office des personnes handicapées du Québec.
Cet ouvrage est imprimé sur un papier entièrement recyclé.

Aux fondateurs :
Normande Gagnon, Jean-Paul Landry et Pierre Therrien

Aux bâtisseurs, dont Louiselle Saint-Pierre.

Loin d'amoindrir une société, le respect des différences enrichit les individus qui la composent.

Michèle Leduc

Remerciements

Je tiens à remercier très sincèrement les personnes suivantes:

Michèle Leduc, la première personne à qui j'ai parlé de ce projet et qui l'a ensuite présenté au conseil d'administration de l'Association québécoise des personnes de petite taille. Elle m'a également donné accès à plusieurs documents disponibles à l'AQPPT et a convaincu plusieurs parents d'enfants et adultes de petite taille d'offrir leur témoignage pour le livre.

Les membres du conseil d'administration de l'AQPPT, qui ont accepté ce projet et qui m'ont accordé leur confiance pour le mener à terme.

Les Éditions du CHU Sainte-Justine, qui ont cru en la nécessité d'un livre en français sur le nanisme et qui ont accepté de le publier.

Toutes les personnes, adultes de petite taille ou parents d'un enfant qui vit avec une forme de nanisme, qui ont bien voulu nous faire part de leur expérience et de leurs réflexions. Leurs témoignages, dont nous avons reproduit des extraits tout au long du livre, permettent de donner un souffle de vie à l'information théorique et seront d'une aide précieuse pour tous les adultes et parents qui liront le livre. Il s'agit de Karine Villeneuve, Marie-Claude Chapadeau et Jocelyn Bertrand, Guylaine Gagné et Yves Cormier, Diane Leduc, Caroline Aubin, Lina Tremblay.

Karine Villeneuve, pour avoir extrait de l'enquête de l'AQPPT de 2005 les données statistiques pertinentes pour le livre.

Louiselle Saint-Pierre, pour avoir enrichi le contenu de l'ouvrage en relisant le manuscrit et en me faisant bénéficier de ses quelque 20 années passées à l'AQPPT, ainsi que de son expérience de personne vivant avec le nanisme.

Tous les spécialistes qui ont bien voulu répondre à mes questions. Je tiens à remercier, tout particulièrement, ceux et celles qui ont même souhaité relire certains passages correspondant à leurs disciplines respectives. Leurs commentaires ont permis de m'assurer de la qualité de l'information : Stéphane Cardinal, ostéopathe ; le docteur Céline Huot, endocrinologue ; Cécile Lachaîne, Catherine Ménard et Claire Lastère, ergothérapeutes ; Christiane de Tonnancour, psychologue ; Ghislaine Meilleur, audiologiste ; Noëlla Shorgan, physiothérapeute et le docteur Jean-Pierre Farmer, neurochirurgien.

Merci aussi à André de Visme, mon fidèle relecteur, dont les commentaires judicieux m'ont aidée à rendre le texte plus compréhensible.

L'Association québécoise des personnes de petite taille

Fondée en 1976, l'Association québécoise des personnes de petite taille (AQPPT) regroupe des adultes qui vivent avec une forme de nanisme, des familles ayant un ou des enfants de petite taille, ainsi que toute personne intéressée à soutenir leur cause. L'éventail des interventions de l'AQPPT couvre des domaines variés, dont l'intégration des personnes de petite taille à l'école et au travail, le soutien individuel aux membres, la sensibilisation, la promotion des intérêts et la défense des droits des personnes de petite taille, le travail de concertation avec les organismes de promotion des personnes en situation de handicap, l'écoute et la référence, la tenue et la mise à jour de banques d'information, l'organisation d'activités sociales, la recherche et bien plus encore. L'AQPPT organise aussi des rencontres destinées aux parents de jeunes enfants de petite taille, afin de les aider dans l'apprentissage de la différence et de faire en sorte que leur enfant se développe sereinement et en toute sécurité.

Attentive à l'avancement de la cause des personnes de petite taille et soucieuse de diffuser une information pertinente et à jour sur le nanisme, l'AQPPT a accepté avec plaisir de participer à la réalisation de ce livre qui ne manquera pas de fournir aux parents et aux professionnels des réponses à leurs questions sur la vie des enfants vivant avec le nanisme.

Pour plus d'information ou pour un soutien personnalisé, on peut contacter l'Association aux coordonnées suivantes :

AQPPT
2177, rue Masson, bureau 205
Montréal (Québec)
Canada H2H 1B1
Téléphone : 514 521-9671
Télécopieur : 514 521-3369
Courriel : info@aqppt.org
Site Internet : www.aqppt.org

Table des matières

AVANT-PROPOS

L'enquête de 2005 auprès des membres de l'Association québécoise des personnes de petite taille

> Afin que les lecteurs puissent repérer aisément les données que nous avons tirées de cette enquête, nous les avons mises bien en évidence dans des cadres comme celui-ci.

Tout au long des pages du présent document, des statistiques donnent un aperçu de la situation vécue par les personnes de petite taille et leur famille.

Étant donné le faible nombre de participants inclus dans l'enquête, les résultats ne sont pas forcément représentatifs de l'ensemble des personnes de petite taille et de leurs familles au Québec. Toutefois, nous pensons que le portrait général qui ressort de ces chiffres reflète assez bien les situations les plus fréquentes. C'est pourquoi nous trouvons important d'inclure ici ces quelques statistiques extraites de l'enquête.

Nous avons demandé à Karine Villeneuve, une personne qui a participé à la direction de cette enquête et à l'analyse de ses résultats, de la présenter brièvement.

L'échantillonnage de l'enquête

Nous avons formé deux échantillons parmi les membres de l'organisme : d'une part, les parents ayant un enfant de petite taille âgé de 17 ans et moins et, d'autre part, les adultes de petite taille âgés de 18 à 35 ans. L'âge moyen des enfants de petite taille est de 9,3 ans, celui des parents répondant à l'enquête, de 39,7 ans, et l'âge moyen des adultes de petite taille est de 26,2 ans.

Outil de l'enquête et cueillette de l'information

L'enquête a été réalisée au printemps 2005. Un questionnaire différent a été distribué à chacun des deux groupes. Chaque questionnaire était composé de questions ouvertes (qui demandaient une réponse détaillée) et fermées (qui nécessitaient une réponse « oui ou non » ou un chiffre).

Le thème central de cette enquête était l'inclusion scolaire, mais on y traitait également des adaptations, des services de santé et des services sociaux, ainsi que du transport et de l'emploi.

Au moins 50 % des membres concernés y ont répondu. Sur les 52 questionnaires que l'Association avait envoyés aux parents, nous en avons reçu 26 et nous en avons conservé 24, deux d'entre eux ayant été rejetés faute d'avoir été remplis correctement.

Concernant les membres adultes de petite taille, âgés de 18 à 35 ans, nous leur avons envoyé 40 questionnaires et 24 d'entre eux ont été remplis.

Introduction

Le nanisme est une condition physique permanente très complexe. Il existe 500 formes de nanisme dans le monde, dont environ 100 sont présentes au Québec. Chaque cause de nanisme entraîne des séquelles particulières. Il serait donc trop ambitieux de vouloir dresser ici un portrait détaillé de toutes ces causes.

Pourtant, toutes ces formes de nanisme ont un point commun : l'importance de leurs conséquences sur la santé physique, la vie quotidienne et la participation sociale des personnes qui en sont affectées. Vivre avec le nanisme, cela représente tout un défi pour se faire une place au soleil dans un monde de grands.

Le présent document répond donc à un réel besoin d'informer toute personne désireuse de comprendre cette condition, en particulier les parents d'enfants de petite taille, les enseignants, les professionnels de la santé, les employeurs, les personnes de petite taille elles-mêmes, quel que soit leur âge. Nous avons particulièrement pensé à répondre aux questions des parents de taille classique qui donnent naissance à un enfant de petite taille.

En effet, on oublie souvent que toute personne peut donner naissance à un enfant de petite taille. On pourrait même ajouter que la plupart de ces enfants naissent dans une famille qui n'avait jamais entendu parler de cette condition, ni même côtoyé une personne de petite taille. L'arrivée d'un tel enfant dans la famille s'apparente donc à un raz-de-marée. Une fois passé le choc du diagnostic, les parents doivent franchir plusieurs étapes : faire le deuil de l'enfant en santé, comprendre sa condition physique, faire face aux préjugés de la population, permettre à leur enfant de s'intégrer dans une école régulière et de vivre selon ses aspirations.

Nous espérons sincèrement que le présent ouvrage répondra aux nombreuses questions que nos lecteurs se posent. Dans ce but, nous l'avons séparé en quatre parties : 1) qu'est-ce que le nanisme ? 2) un enfant de petite taille dans la famille ; 3) participation sociale des personnes de petite taille ; et 4) adaptation de l'environnement.

Enfin, bien que la collection dans laquelle paraît ce livre s'adresse principalement aux parents, pour les informer sur des sujets touchant leurs enfants, il nous est apparu important de parler de deux sujets concernant davantage les adultes de petite taille. En effet, ce sont des aspects dont les parents doivent se préoccuper dès l'adolescence de leur enfant de petite taille : le suivi médical à l'âge adulte et le désir d'enfant (une grossesse est-elle possible pour une femme de petite taille ?).

Une grande partie des renseignements contenus dans l'ouvrage provient de deux documents publiés par l'Association québécoise des personnes de petite taille (AQPPT) : Faits et données sur le nanisme (1997) et Recherche médicale sur le nanisme (1993). Nous les avons mises à jour d'après une enquête de l'AQPPT datant de 2005, ainsi que d'après des renseignements tirés de livres et d'articles scientifiques récents, dont les références figurent à la fin de l'ouvrage. Enfin, nous avons recueilli les témoignages de plusieurs personnes, adultes de petite taille ou parents d'enfants présentant une forme de nanisme. Les extraits de ces témoignages sont toujours en italique, identifiés par une ligne verticale.

Avertissement

Tous les renseignements sont donnés au mieux des connaissances médicales actuelles. Toutefois, ils n'ont pas la prétention de remplacer l'avis d'un médecin. En cas d'inquiétude sur l'état d'un enfant, nous ne pouvons qu'encourager les parents à consulter un spécialiste.

Un lexique placé à la fin du livre présente la définition des mots en caractère gras avec un astérisque.

CHAPITRE 1

Qu'est-ce que le nanisme?

Le nanisme est une condition physique permanente. La forme la plus connue est l'achondroplasie: les personnes touchées ont des membres courts, mais un tronc et une tête de taille normale. Cependant, il existe d'autres formes de nanisme qui ont de nombreuses conséquences sur le plan physique. Dans le présent chapitre, le lecteur trouvera des renseignements sur les différentes formes de nanisme, les complications qui y sont associées et les traitements proposés pour soulager les personnes touchées.

Définition de la petite taille

Le *Petit Robert*, édition 2004, définit le nanisme comme une « anomalie caractérisée par la petitesse de la taille très inférieure à la moyenne, due à diverses causes ». La question reste alors entière: en dessous de quelle taille peut-on considérer qu'une personne présente un nanisme?

D'abord, lorsqu'on parle de taille, il importe de comprendre que celle-ci varie selon les âges, le sexe et l'origine ethnique. Pour situer la taille d'une personne par rapport à la moyenne, il faut donc la comparer aux membres d'un groupe similaire en termes d'âge, de sexe et d'origine ethnique. Certaines données statistiques permettent d'établir des courbes de croissance pour indiquer la taille moyenne de chaque groupe de personnes en fonction de l'âge et du sexe. Au Québec, on considère que toute personne dont la taille se situe en dessous du 3e **percentile*** (160 cm – 5 pi 3 po pour les hommes; 150 cm – 4 pi 11 po pour les femmes) est reconnue comme étant une personne de petite taille. Toutefois, les personnes commencent à éprouver de sérieuses limitations fonctionnelles lorsqu'elles mesurent moins de 142 cm (4 pi 8 po).

DISTRIBUTION DE LA GRANDEUR DES ADULTES DE PETITE TAILLE

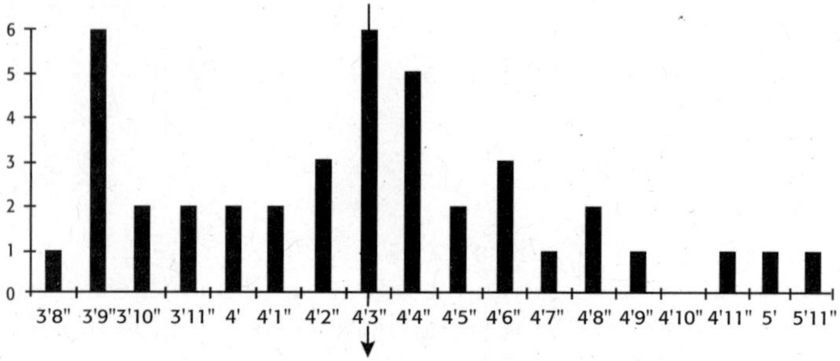

Figure 1 : Ce tableau, extrait du document *Faits et données*, présente la moyenne de la taille des adultes de petite taille qui ont répondu à l'enquête de l'AQPPT en 1995. Même si nous ne pouvons pas être certains que ces chiffres représentent bien l'ensemble des personnes de petite taille au Québec, ils permettent toutefois de mettre en image l'écart marqué entre la taille moyenne de la population et celle des personnes de petite taille, sachant qu'au Québec, en 1998, les hommes mesuraient en moyenne 174,4 cm (5 pi 8 po) et les femmes 160,8 cm (5 pi 3 po) ; en 2005, les hommes mesurent 175,4 cm (5 pi 9 po) et les femmes 161,8 cm (5 pi 4 po).

Toutefois, nous devons nuancer : un enfant dont la taille semble petite et qui évolue dans une famille de personnes de grande taille est considéré comme ayant un retard de croissance par rapport à son potentiel génétique. Il peut alors faire l'objet d'une plus grande surveillance de la part des spécialistes qu'un autre enfant de même taille, mais issu d'une famille où les adultes ne sont pas très grands.

En effet, il faut tenir compte de plusieurs paramètres pour déterminer si l'on considère un enfant comme étant de petite taille et si son état nécessite une surveillance particulière. On tient compte, entre autres, d'un indice précieux : la vitesse de croissance, c'est-à-dire le gain en centimètres par an. L'appréciation de la taille doit tenir compte aussi des tailles parentales, de la taille absolue de l'enfant et d'autres paramètres, comme l'âge osseux et l'âge à la puberté.

Structure et croissance des os longs

La plupart du temps, le nanisme est dû à un défaut de la croissance des **os longs***. Les os forment la charpente du corps. Il en existe trois types: les os longs (bras et jambes), les **os courts*** (phalanges des doigts et des orteils) et les **os plats*** (omoplates, os du bassin, crâne, vertèbres).

Structure des os

Les minéraux, principalement le calcium et le phosphore, représentent environ 75 % du poids des os et ceux-ci contiennent environ 90 % de la quantité totale de ces minéraux dans le corps. Ces minéraux sont déposés sur une protéine, appelée le **collagène***, qui forme des fibres disposées les unes à côté des autres en couches qui se superposent comme du contreplaqué. Le collagène est la protéine la plus abondante chez les mammifères, chez qui elle représente 25 % de la totalité des protéines. Le collagène est constitué de la succession d'environ 1000 **acides aminés***, principalement de deux sortes: proline et glycine. Parmi les dix types de collagène existants, seuls le type I, le plus courant et qui se retrouve dans les os, et le type II, principal constituant du cartilage, peuvent être concernés dans le nanisme.

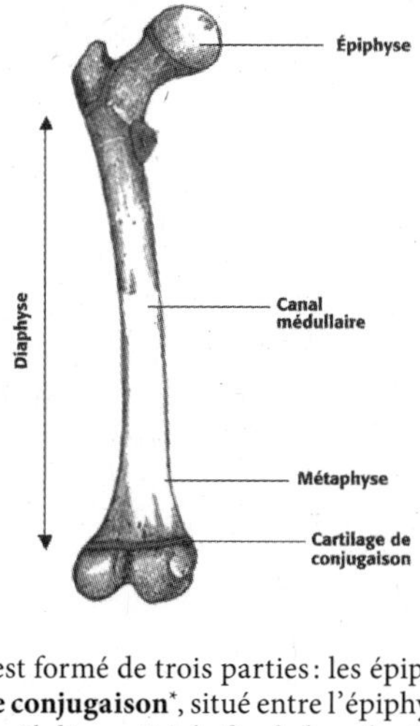

Figure 2 – L'os long: Il est formé de trois parties: les épiphyses, les métaphyses et la diaphyse. Le **cartilage de conjugaison***, situé entre l'épiphyse et la métaphyse, permet la croissance de l'os long. Il disparaît à la fin de la puberté, lorsque la croissance est terminée.

Les os longs sont constitués de trois parties : la partie centrale, appelée **diaphyse***, les deux extrémités, les **épiphyses***, et les parties de jonction entre la diaphyse et les épiphyses, appelées **métaphyses***. La diaphyse est un cylindre creux, dont le centre est le **canal médullaire***. Celui-ci contient la **moelle osseuse***. Les os des enfants ont une structure particulière, entre l'épiphyse et la métaphyse, appelée **cartilage de conjugaison*** (ou plaque de croissance). Responsable de la croissance de l'os, cette structure est constituée de cellules qui se multiplient très rapidement pour faire allonger l'os. Cette zone de croissance ne se trouve pas au sommet de l'épiphyse, car si c'était le cas, l'os nouvellement formé se déposerait sur le **cartilage articulaire*** et gênerait son fonctionnement. Chez l'adulte, le cartilage de conjugaison n'existe plus, car à la fin de la puberté l'épiphyse fusionne avec la métaphyse.

Il ne faut pas confondre le cartilage de conjugaison et le cartilage articulaire. Ce dernier est situé sur les épiphyses. Il permet à deux pièces osseuses de s'articuler entre elles pour effectuer des mouvements sans douleur ni usure des os. Ce cartilage ne joue aucun rôle dans la croissance, mais peut être affecté dans certaines formes de nanisme.

Tous les os, plats, courts ou longs, contiennent de la moelle osseuse. Dans les os longs, cette moelle se trouve dans la cavité médullaire de la diaphyse, dont elle occupe 85 % de l'espace. Les os plats sont formés de deux plaques osseuses entre lesquelles se trouve la moelle osseuse. Il existe trois types de moelle osseuse : la rouge, la jaune et la grise, chacune prenant la couleur de ses principaux constituants. La moelle rouge joue un rôle dans la formation des cellules sanguines : elle contient 60 % de cellules sanguines et 40 % de cellules adipeuses (de graisse). Cette moelle rouge se transforme peu à peu en moelle jaune, qui contient essentiellement des cellules adipeuses. Enfin, il y a la moelle grise, fibreuse et constituée de tissus conjonctifs, que l'on retrouve seulement dans les os des personnes âgées. Cette moelle grise est inactive.

La répartition des deux principaux types de moelle osseuse, la rouge et la jaune, varie avec l'âge : chez les enfants, la presque totalité de la moelle osseuse est rouge, puis elle se transforme peu à peu en moelle jaune ; les os du crâne et des membres du fœtus ou du bébé contiennent la moitié de la moelle rouge du corps; chez le jeune adulte, le bassin et les membres inférieurs contiennent près de la moitié de la moelle rouge; chez l'adulte, on trouve cette moelle principalement dans le crâne, les vertèbres, les os des cuisses et des bras.

Formation et croissance des os

Les os commencent à se former dans l'embryon dès la cinquième semaine de grossesse et continuent à se développer pendant une vingtaine d'années.

La croissance des os s'effectue de manière différente pour les trois catégories d'os (courts, plats et longs). Le nanisme, selon sa cause, influe sur la croissance de l'une ou de plusieurs de ces catégories d'os.

Les os du corps humain se développent selon deux modes de croissance différents:

- le mode enchondral: le tissu embryonnaire se transforme d'abord en cartilage avant de s'ossifier. C'est le cas pour les os longs des membres, le bassin, la base du crâne, les omoplates.
- le mode membraneux: le tissu embryonnaire se transforme directement en tissu osseux. C'est le cas pour les os de la voûte du crâne et pour le maxillaire supérieur.

Le maxillaire inférieur se développe selon une combinaison des deux modes de croissance.

Ces modes de croissance, différents selon les os, expliquent que les différentes formes de nanisme influencent le développement de certains os ou de certaines parties du corps et en épargnent d'autres. Par exemple, dans l'achondroplasie, une forme de nanisme dans laquelle la **croissance enchondrale*** est fortement ralentie, les conséquences sur la croissance des os sont multiples: d'une part, le cartilage de conjugaison est déformé (par exemple, le cartilage inférieur du fémur est oblique chez le nouveau-né et prend une forme d'accent circonflexe chez le jeune enfant), ce qui entraîne un ralentissement de la croissance en longueur des os longs des membres; d'autre part, l'achondroplasie ralentit aussi le développement des os de la base du crâne (qui se développent selon le mode enchondral), mais ne touche pas les autres os (par exemple, de la voûte du crâne). Ces conséquences de l'achondroplasie sur la croissance enchondrale des os produisent l'effet le plus marquant du nanisme, cet effet se reflétant sur la taille de la personne et sur la forme de son crâne et de son visage, caractéristiques physiques qui sont bien souvent évidentes dès le plus jeune âge.

Facteurs influençant la croissance des os

Plusieurs facteurs influencent la croissance des os: certaines **vitamines*** (A; B_{12}; C et D); des **hormones*** (**hormone de croissance***, hormones thyroïdiennes, hormones sexuelles) et l'exercice physique. Les hormones sexuelles jouent un grand rôle dans la croissance des os en longueur. Les œstrogènes chez les filles et les androgènes chez les garçons provoquent une forte poussée de croissance à l'adolescence. Chez les femmes, l'absence d'œstrogène à la ménopause entraîne une diminution de la masse osseuse.

D'autres facteurs influencent la croissance des os: le bagage génétique de la personne, ainsi que le **métabolisme*** du calcium et du phosphore, auquel participent les intestins et les reins, sous l'influence des hormones thyroïdiennes et de la vitamine D. L'environnement de la personne, son alimentation ou ses expériences de vie (carences en vitamines ou minéraux, intoxications chroniques, traumatismes et fractures à répétition) peuvent également avoir des conséquences sur la croissance des os.

Description du nanisme et de ses causes[1]

On recense environ 500 causes possibles du nanisme, dont une centaine est représentée au Québec. Nous ne parlerons ici que des causes les plus fréquentes au Québec.

Selon le mécanisme physiologique, on sépare les causes possibles du nanisme en trois grands groupes: maladies osseuses constitutionnelles, maladies osseuses métaboliques, maladies osseuses secondaires.

1 La plupart des informations contenues dans cette section sont tirées de *Recherche médicale sur le nanisme* (Association québécoise des personnes de petite taille, 1993)

CAUSES DU NANISME POUR LES PERSONNES AYANT RÉPONDU À L'ENQUÊTE DE 2005

Adultes	
Achondroplasie	29,2 %
Dysplasie spondylo-épiphysaire	12,5 %
Syndrome de Morquio	8,3 %
Syndrome de Seckel	8,3 %
Autres	41,7 %
Enfants	
Achondroplasie	58,3 %
Dysplasie spondylo-épiphysaire	12,5 %
Syndrome de Morquio	8,3 %
Syndrome de Seckel	8,3 %
Autres	12,6 %

Maladies osseuses constitutionnelles

Ces maladies sont à la source d'un défaut de croissance et de développement du cartilage ou de l'os. Elles ont des conséquences sur la structure et la morphologie du squelette.

Achondroplasie

L'achondroplasie est la plus fréquente cause de nanisme, c'est aussi la plus ancienne et la plus connue. Elle concerne une personne sur 30 000 à 50 000. Dans le passé, nous avions tendance à parler d'achondroplasie devant toute personne de petite taille, si bien qu'aujourd'hui encore, de nombreuses personnes de petite taille se croient, à tort, achondroplases.

Les enfants achondroplases restent petits à cause d'une déformation du cartilage de conjugaison, partie de l'os qui est liée à la croissance en longueur des os longs (surtout les os des bras et des jambes). La croissance des os en longueur devient lente et difficile; elle s'arrête un peu plus tôt que la normale. Cependant, la croissance en largeur se fait normalement. Le tronc est donc normal, ce qui donne un aspect disproportionné aux membres et au corps des personnes achondroplases. La taille moyenne d'un adulte achondroplase est de 125 cm (4 pi 2 po) pour les hommes et de 120 cm (4 pi) pour les femmes.

Cette forme de nanisme est généralement détectée facilement à la naissance, en raison de la disproportion entre les membres et le tronc, et grâce à la morphologie caractéristique du visage: la tête est arrondie et disproportionnée par rapport au reste du corps. De plus, le front est saillant et le nez est écrasé à la racine, entre les deux yeux. Cependant, la taille des bébés à la naissance est à peine inférieure à la moyenne (se situant à 50 cm), car elle avoisine les 47 cm.

Chez le nourrisson achondroplase, on voit fréquemment de l'**hypotonie*** et de la **compression médullaire***. Dans le cas de l'achondroplasie, le trou occipital, situé à la base du crâne, est rétréci. Or, par ce trou passent des fibres nerveuses et, surtout, la partie haute de la **moelle épinière*** et le bulbe rachidien, qui risquent alors d'être comprimés. Le bulbe rachidien est une structure du système nerveux central située entre le cerveau, le cervelet et la moelle épinière. Il régit plusieurs fonctions du corps, dont la respiration et le rythme cardiaque. Cette compression médullaire peut donc avoir de graves conséquences sur le plan neurologique et doit être diagnostiquée et traitée assez rapidement. La compression médullaire occipitale concerne rarement les adultes. En revanche, ceux-ci peuvent souffrir d'une compression médullaire dans le bas du dos (région dorsolombaire) ou de la queue-de-cheval (la toute dernière partie de la colonne vertébrale). Cette compression est également due à l'étroitesse du **canal rachidien***, dont la taille diminue avec l'âge en comparaison avec la place que prend la moelle épinière, et peut être aggravée par une **hernie discale*** ou de l'**arthrose***.

On observe aussi parfois des problèmes respiratoires: la respiration est rendue difficile en raison de l'étroitesse de la cage thoracique (qui peut comprimer la trachée) et du sous-développement de la partie moyenne du visage (dans ce cas, un élargissement des fosses nasales peut amoindrir les difficultés respiratoires). Enfin, les enfants qui présentent une compression médullaire au niveau du trou occipital peuvent avoir des apnées du sommeil (voir les explications dans la section « Les complications associées au nanisme et leurs traitements - Difficultés respiratoires »). Les **otites*** sont fréquentes (au moins 25 % des enfants ont des otites récurrentes de l'oreille moyenne) et entraînent parfois des problèmes auditifs, qui concernent presque 40 %

des adultes achondroplases. Également, 25 % des personnes achondroplases éprouvent des retards de langage et des difficultés d'articulation, dus à leur surdité et aussi à l'étroitesse de la partie moyenne du visage.

Un excès de tissus mous amène la formation de replis de peau et donne l'impression de bourrelets aux jambes et aux bras, d'autant plus remarquables chez les enfants et les adultes achondroplases de plus petite taille.

Les jambes sont parfois arquées (***genu varum****). Cela est dû à un ensemble de facteurs: laxité des articulations, déformation des cartilages de conjugaison et croissance inégale entre les deux os de la jambe (l'os à l'extérieur de la jambe – le péroné – est trop grand par rapport à l'os de l'intérieur de la jambe – le tibia). Environ 10 % des enfants achondroplases ont un *genu varum* avant l'âge de 5 ans. Cette déformation progresse dans l'enfance et affecte 40 % des adultes. Les pieds sont courts, larges et plats; les mains courtes et les doigts épais. Le troisième et le quatrième doigt de la main s'écartent un peu, formant un « V » caractéristique à l'achondroplasie et que l'on appelle « doigts en trident ».

Les articulations sont parfois plus faibles et leurs mouvements sont alors limités, en particulier le coude, qui ne se déplie pas complètement.

L'**hydrocéphalie*** (accumulation de liquide dans la tête) survient fréquemment dans les premiers mois de la vie, principalement à cause d'une augmentation de la pression dans les veines à la surface du cerveau, ce qui ralentit la réabsorption du **liquide céphalo-rachidien*** dans le système sanguin (voir la section « Hydrocéphalie »). Cependant, à mesure que la tête s'élargit, la pression dans les veines de surface diminue et la circulation reprend: la pression créée par le liquide céphalo-rachidien diminue. C'est pourquoi, chez ces enfants, l'hydrocéphalie se résorbe souvent vers l'âge de 2 ou 3 ans, mais dans 3 % des cas, elle nécessite une intervention chirurgicale pour poser une dérivation, afin de drainer le liquide hors de la boîte crânienne.

En raison des risques élevés de mort subite dans la première année de vie (estimés à 7,5 %), dus à la compression de la moelle cervicale au niveau du trou occipital, du poids plus élevé de la tête et des risques d'apnée (qui augmente le taux de mortalité dans la première année), l'espérance de vie des personnes achondroplases est diminué de 15 ans environ par rapport à la population générale. Cependant, après la première année, les personnes survivent assez bien à l'achondroplasie et peuvent vivre aussi longtemps que la population générale. Cependant, leur vie est parsemée de nombreux défis à relever au quotidien. Chaque jour, en effet, les personnes achondroplases doivent déployer beaucoup plus d'efforts pour tous les gestes de la vie quotidienne: marcher, monter des escaliers, attraper des objets en hauteur, monter et descendre d'une voiture, etc. Les personnes achondroplases ont beaucoup de difficulté à gravir ou à descendre des escaliers et à marcher sur de longues distances. Tous ces efforts engendrent fatigue, usure des os et douleurs musculaires. Enfin, l'obésité est fréquente chez ces personnes.

L'achondroplasie est d'origine génétique. Elle se transmet génétiquement selon le **mode dominant***. Cependant, dans 80 % des cas, elle est due à des mutations génétiques. Les caractères héréditaires sont contenus dans les gènes et se transmettent des parents aux enfants. L'ensemble des gènes détermine le développement et le fonctionnement du corps humain. Les maladies génétiques, telles que le nanisme, sont causées par des changements dans les gènes qui empêchent ceux-ci de fonctionner. Le nanisme est causé par une anomalie génétique qui nuit à la croissance osseuse (voir la section « Modes de transmission de certaines formes de nanisme et mutations génétiques »).

Pseudoachondroplasie

Comme son nom l'indique, cette maladie ressemble beaucoup à l'achondroplasie. Pour cette raison, on a longtemps confondu ces deux formes de nanisme. Pourtant, la pseudoachondroplasie possède des caractéristiques cliniques et physiques bien particulières qui nécessitent de la classer à part.

Elle est transmise génétiquement, de manière dominante. On peut identifier les formes les plus sévères dès la naissance, mais le diagnostic est généralement posé au cours de la seconde année de vie, lorsque les parents signalent un retard considérable de croissance staturale et de l'acquisition de la marche (un enfant qui ne présente pas de déficience commence à marcher en général vers l'âge de 1 an).

Les enfants affectés restent petits à cause d'une anomalie dans la fabrication des protéines du cartilage de croissance des os longs. Leur croissance est alors ralentie. La taille moyenne des adultes est de 110 cm (3 pi 8 po). Leur démarche est dandinante.

La morphologie des personnes atteintes de pseudoachondroplasie ressemble beaucoup à celles des personnes achondroplases. Cependant, dans la pseudoachondroplasie, le visage n'est pas touché; les mains et les pieds sont beaucoup plus courts que chez les enfants achondroplases, les doigts sont boudinés et les ongles courts. Chez l'adolescent et l'adulte, les phalanges sont presque carrées. La main a donc un aspect très massif. Les **ligaments*** des articulations de la main des personnes pseudoachondroplases sont particulièrement distendus, ce qui occasionne des difficultés dans les mouvements précis de la main. Les ligaments sont des bandes de tissus qui relient entre eux deux os articulés. Lorsque les ligaments sont faibles, l'articulation est lâche. Les jambes sont parfois discrètement arquées.

Le dos est souvent touché par une **lordose*** (dos creux). L'hypotonie du tronc, fréquente chez les bébés pseudoachondroplases, peut l'accentuer.

Enfin, les enfants pseudoachondroplases peuvent souffrir d'arthrose précoce.

Contrairement à l'achondroplasie, la pseudoachondroplasie ne semble pas associée à la présence d'hydrocéphalie ou de compression de la moelle épinière.

Dysplasie spondylo-épiphysaire

On diagnostique dès la naissance cette forme de nanisme. Le nouveau-né est nettement plus petit que la moyenne. Le retard de croissance affecte le tronc et les membres; on parle alors d'un nanisme proportionné. Les adultes atteignent en moyenne une taille de 135 cm (4 pi 6 po), mais ce pronostic dépend de l'atteinte, parfois sévère, des hanches. Cette forme de nanisme est due à un défaut concernant le collagène de type II, elle est transmise génétiquement sur le mode dominant.

Le tronc et les jambes sont plus courts, mais le visage et le crâne ne sont pas modifiés, et les mains et les pieds sont de taille normale. Toutefois, le cou est plus court, ce qui donne à la personne un aspect trapu. Le **sternum*** est saillant.

L'enfant présente souvent une lordose très accentuée et peut développer une **scoliose***. Il peut aussi être affecté par une légère **cyphose*** avant l'âge de 10 ans, en raison d'une bascule du bassin de l'avant vers l'arrière, mais cette cyphose disparaît, en général, avant la fin de la croissance.

Les mouvements articulaires sont limités, surtout ceux de la hanche et de l'épaule.

Les anomalies oculaires sont particulièrement fréquentes dans cette forme de nanisme, surtout la myopie.

Syndrome (ou dysplasie) de Kniest

Le syndrome de Kniest présente des signes radiologiques communs avec d'autres causes de nanisme. Il est donc parfois difficile de poser un diagnostic certain au cours des premiers mois de vie. Toutefois, il existe plusieurs traits caractéristiques de ce syndrome: la taille de l'enfant est nettement sous la moyenne, les membres et le tronc sont courts. On parle d'un nanisme proportionné. Le visage a un faciès particulier: la figure est particulièrement ronde et le nez est aplati à la racine, entre les yeux. De plus, le nez est très petit.

Les jambes sont souvent déviées vers l'extérieur ou vers l'intérieur. Les doigts de la main sont longs et minces, ce qui leur donne un aspect fragile. Le dos est atteint par une cyphose, difficile à corriger.

La mâchoire supérieure est atteinte par une **fissure palatine*** (absence plus ou moins complète du palais) associée à un **bec-de-lièvre***.

Les articulations ont tendance à être volumineuses. Dès la naissance, on observe cette caractéristique aux genoux, car les épiphyses de la partie supérieure du tibia et inférieure du fémur sont surdéveloppées. Cela touche particulièrement les mouvements articulaires, dont la marche. En vieillissant, il devient encore plus difficile de marcher, en raison de l'usure précoce des cartilages et des ligaments, et à cause de l'apparition d'arthrose.

La myopie est fréquente chez les personnes atteintes du syndrome de Kniest, en raison d'un décollement de la rétine et de la présence d'une cataracte (perte de transparence du cristallin, la partie de l'œil qui permet de voir des images nettes), qui peuvent évoluer vers la cécité. De plus, on constate une surdité plus souvent que dans la population générale.

Tout comme la dysplasie spondylo-épiphysaire, le syndrome de Kniest est dû à une anomalie du collagène de type II. La taille moyenne d'une personne adulte est de 135 cm (4 pi 6 po).

Dysplasie diastrophique (ou nanisme diastrophique)

Le nanisme diastrophique est évident dès la naissance. Le terme diastrophique signifie « tortueux » en grec. Le nom de cette forme de nanisme fait référence à l'aspect très déformé des membres caractérisant le nanisme diastrophique. L'enfant est de très petite taille. La taille moyenne d'un adulte est de 120 cm (4 pi). L'espérance de vie est la même que pour la population générale. L'enfant a également des **pieds bots*** et des membres beaucoup plus petits que le reste du corps, car cette maladie atteint les os longs. Le crâne et le visage ne sont pas touchés, mais les oreilles sont basses et on constate quelquefois un kyste qui déforme l'oreille externe. Il suffit d'une opération chirurgicale pour l'enlever.

Les mains et les pieds sont trapus. L'annulaire est plus long que la normale et l'index est court. Le pouce a une articulation très lâche, il est court, implanté très haut et perpendiculaire à l'axe de la main (dirigé vers la paume, en adduction). Le dos est souvent atteint par une scoliose et une cyphose.

Le mouvement des articulations est limité, en particulier aux hanches, aux genoux, aux épaules et aux chevilles. On rencontre souvent une dislocation du coude et, parfois, une mobilité anormale du genou. La marche est difficile et demande beaucoup d'efforts. Il y a des limitations dans les mouvements précis des doigts et de la main.

Le tiers des enfants présente une fissure palatine, associée ou non à un bec-de-lièvre.

Parfois, les personnes qui ont un nanisme diastrophique ont des problèmes neurologiques associés à la compression de la moelle épinière, en raison de l'espace restreint dans le canal rachidien.

La dysplasie dystrophique, transmise selon le mode autosomique récessif, est secondaire à un défaut du collagène de type II.

Ostéogenèse imparfaite

Anciennement confondue avec l'achondroplasie, cette maladie nécessite pourtant une classification particulière. Il existe quatre formes différentes de l'ostéogenèse imparfaite qui n'entraînent pas toutes une petite taille. Voici un portrait général de ce syndrome.

L'ostéogenèse imparfaite est due à un défaut du collagène de type I, mais ce défaut peut avoir des conséquences physiques très diverses sur la personne atteinte. Ainsi, on distingue le plus souvent quatre formes d'ostéogenèse imparfaite, selon les conséquences de cette condition sur l'aspect physique et le développement de la personne:

Type I. Forme la plus fréquente. Modérée, transmission génétique dominante. Peu de fracture et de déformations; la taille de la personne atteinte est proche de la normale. Les **sclérotiques*** sont bleues et la dentinogénèse (formation des dents) est imparfaite.

Type II. Très sévère, incompatible avec la vie.

Type III. Très sévère, transmission génétique récessive. Les fractures sont nombreuses et présentes avant la naissance. La colonne vertébrale est déformée et les personnes affectées sont de petite taille. La couleur de la sclérotique varie et la dentinogénèse est affectée chez environ une personne sur deux.

Type IV. Ses manifestations cliniques sont semblables à celles du type I, mais sont beaucoup plus sévères et les sclérotiques sont blanches. Elle touche surtout les os longs, les os du crâne et les vertèbres. L'effet sur la taille varie.

Comme on le voit dans ces quatre types, une des caractéristiques propres à certaines formes de l'ostéogenèse imparfaite est la couleur de la sclérotique, cette couche fibreuse qui recouvre le globe oculaire. Dans un œil normal, la sclérotique est blanche, mais elle apparaît bleue chez les personnes atteintes de certaines formes d'ostéogenèse imparfaite. Cette coloration est due à une augmentation de la transparence de la cornée en raison de l'anomalie du collagène. La coloration bleue de la sclérotique a pour effet de transmettre cette teinte à la partie de l'œil entourant l'iris. Cette partie apparaît alors légèrement bleutée.

Certains professionnels, tel Pierre Maroteaux (*Les maladies osseuses de l'enfant*, 1995), proposent une autre façon de classer l'ostéogenèse imparfaite. En effet, on détecte parfois les premiers signes de cette condition pendant la grossesse; on parle alors de forme anténatale. D'autres formes sont découvertes seulement après la naissance, car les signes sont moins évidents. Certaines des formes anténatales auxquelles l'enfant survit ont des conséquences sévères sur la taille: l'adulte ne dépassera pas les 130 cm (3 pi 9 po). Les autres cas des formes anténatales sont plus rares, mais n'ont aucune conséquence sur la taille, car les os longs sont rarement atteints.

Dans les formes d'ostéogenèse détectées seulement après la naissance, il existe des formes dites «généralisées» et d'autres appelées «modérées». Dans les formes généralisées, la personne est de petite taille, les membres sont incurvés et le tronc est court à cause de la réduction de la taille des vertèbres. Les sclérotiques sont bleues. Une surdité apparaît souvent après l'adolescence. Il existe aussi une forme modérée de l'ostéogenèse imparfaite que l'on découvre après la naissance. Cette forme, de loin la plus fréquente, ressemble au type I: les fractures sont peu nombreuses, la taille est peu affectée, la sclérotique est souvent bleue.

L'effet de l'ostéogenèse imparfaite sur la taille de l'enfant peut être dû à deux facteurs: un défaut de la protéine du cartilage de conjugaison et une fragilité de la structure de l'os. Les enfants subissent alors de multiples fractures dès le plus jeune âge, ce qui ralentit encore la croissance de l'os. Les fractures peuvent se produire lors de chocs minimes. Les enfants doivent donc restreindre leurs activités. Dans les cas sévères, à 6 ou 8 ans, les enfants ont souvent à peine atteint la taille d'un enfant de 2 ans. En vieillissant, l'os se solidifie et le nombre de fractures diminue. Ces dernières deviennent beaucoup moins fréquentes à partir de la puberté. Cependant, en vieillissant, les femmes sont affectées par l'**ostéoporose***, ce qui accentue à nouveau la fragilité de leurs os.

La surdité est plus fréquente chez les personnes qui souffrent d'ostéogenèse imparfaite, sans que l'on en connaisse les raisons. Ces troubles de l'audition surviennent généralement à l'âge adulte.

Maladies osseuses métaboliques

Le métabolisme est l'ensemble des transformations chimiques subies par tout aliment ingéré afin de le rendre utilisable par l'organisme comme matière première ou comme source d'énergie. Certaines maladies provoquent des désordres du métabolisme. Lorsque le métabolisme du calcium, du phosphore, des **glucides*** (sucres) ou des **lipides*** (gras) est affecté, on constate des conséquences sur la croissance et la structure des os.

Syndrome de Morquio

C'est le second type de nanisme le plus fréquent au Québec. Le syndrome de Morquio est imputable à un défaut de la dégradation d'un mucopolysaccharide (catégorie de sucres connue de plus en plus sous le nom de glycosaminoglycanes), appelé aussi *kératane sulfate*: il s'agit d'un mucopolysaccharide que l'on retrouve dans le cartilage, la cornée et les disques intervertébraux. Le kératane sulfate non dégradé s'accumule alors dans les tissus et dans l'urine. La présence anormalement élevée de kératane sulfate dans les urines constitue un élément permettant de poser ou de confirmer un diagnostic de syndrome de Morquio.

L'espérance de vie dépend de la sévérité des complications présentes et de la qualité du suivi de leur condition, mais elle est très proche de celle de la population générale. Cependant, il s'agit d'un nanisme sévère: la croissance cesse vers l'âge de 8 ou 10 ans et la taille finale atteint en moyenne 1 mètre (3 pi 4 po) et dépasse très rarement les 125 cm (4 pi 2 po).

Le syndrome de Morquio est diagnostiqué vers l'âge de 1 ou 2 ans, à cause de troubles de la marche (démarche dandinante) ou de déformations du thorax et du sternum: le thorax forme une pointe très accentuée en avant du torse. Les membres sont de longueur normale, mais souvent déformés; le tronc est court et large. Il s'agit d'un nanisme disproportionné. Le cou est plus court que la normale, ce qui donne un aspect trapu. Le dos peut être déformé par une cyphose. Les pieds sont plats, les articulations sont lâches, en particulier celles des hanches. Les dents sont grisâtres, constellées de points, et elles carient facilement. La cornée devient opaque, ce qui occasionne des troubles visuels. Certaines personnes souffrent d'une légère surdité. Le canal rachidien (espace entre les vertèbres qui contient la moelle épinière) est plus étroit, ce qui occasionne parfois une compression de la moelle épinière.

Le syndrome de Morquio se transmet génétiquement sur le **mode récessif** * autosomique.

Hypopituitarisme (nanisme hypophysaire)

Voici la forme de nanisme qui se traite le plus facilement et le plus efficacement, par des injections d'hormone de croissance. Il faut diagnostiquer le plus tôt possible le nanisme hypophysaire. Plus le traitement par injections commence tôt dans l'enfance, plus il est efficace. Cette forme de nanisme est diagnostiquée vers l'âge de 1 à 5 ans, à la suite d'un retard de croissance.

L'**hypophyse*** est une petite **glande*** située à la base du cerveau. Elle produit plusieurs hormones essentielles, dont l'hormone de croissance. Chez les personnes atteintes de nanisme hypophysaire, la sécrétion des hormones hypophysaires (dont l'hormone de croissance) est réduite, c'est pourquoi la croissance est ralentie. La taille des personnes atteintes, non traitées, est nettement sous la moyenne. Cependant, le traitement par injections d'hormone de croissance (voir la section «Interventions médicales pour certaines formes de nanisme - Hormone de croissance») permet d'atteindre une taille de 150 cm (4 pi 11 po) pour les filles et de 160 cm (5 pi 3 po) pour les garçons. L'espérance de vie est la même que pour la population normale.

Dans ce type de nanisme, tous les os sont courts. Il s'agit donc d'un nanisme proportionné. On constate parfois une légère accumulation de graisse à l'abdomen et aux membres, ce qui donne l'impression d'un embonpoint localisé. Le visage a un aspect enfantin, même à l'âge adulte. Les dents définitives (dents d'adultes) apparaissent plus tard que chez les autres enfants. Certaines dents de lait ne sont jamais remplacées.

Hypothyroïdie congénitale

Cette forme de nanisme touche chaque année de 3000 à 4000 nouveau-nés en Amérique du Nord et en Europe. Elle est due à une anomalie de la glande thyroïdienne: celle-ci est totalement absente ou bien elle ne s'est pas développée à la bonne place ou encore elle ne fonctionne pas correctement.

La thyroïde se développe à partir de la troisième semaine de grossesse et commence à produire de l'hormone thyroïdienne à la dixième semaine de grossesse.

Cette hormone est essentielle pour le développement précoce du cerveau, pour la croissance et la maturation du squelette. Si les enfants atteints ne sont pas traités, le manque d'hormone thyroïdienne provoque des retards marqués du développement mental et de la croissance. C'est pourquoi il existe, depuis le milieu des années 70, un test permettant de détecter précocement le manque d'hormone thyroïdienne. Aujourd'hui, tous les nouveau-nés sont testés dès les premiers jours pour ce déficit hormonal et, en cas de besoin, on peut les traiter immédiatement. Ainsi, ces enfants ont dorénavant un développement physique et mental normal. Cependant, le fait d'avoir quand même manqué d'hormone durant la grossesse, pendant une certaine période du développement du cerveau, peut avoir certaines conséquences sur les capacités neuropsychologiques de ces enfants[2].

La plupart des hypothyroïdismes congénitaux se transmettent génétiquement essentiellement par mutation autosomale récessive.

Maladies osseuses secondaires

Ces maladies sont des pathologies marquées par des désordres osseux qui comptent dans le diagnostic, bien qu'ils soient secondaires en tant que symptômes.

Syndrome de Seckel

Voilà une forme de nanisme assez rare. On la découvre dès la naissance, à cause du faible poids et de la petite taille du bébé, ainsi que par la morphologie caractéristique du visage : la tête est très petite, le front est bas et fuyant. Le nez est incurvé en forme de bec d'oiseau. Pour cette raison, il est parfois appelé « nanisme à tête d'oiseau ». La mâchoire inférieure est reculée par rapport à la mâchoire supérieure. Les dents sont pointues et mal implantées. Le tronc et les membres sont courts, c'est donc

2. JF ROVET, « Congenital hypothyroidism : an analysis of persisting deficits and associated factors ». *Child Neuropsychol.* 2002 8(3):150-62.

un nanisme proportionné. Le syndrome s'accompagne parfois d'anomalies légères des doigts, comme une syndictalie (accolage des doigts) ou un auriculaire plus court que la normale. Parfois, la personne présente un pied bot. La taille des adultes varie, mais elle est le plus souvent inférieure à 128 cm (4 pi 3 po).

La transmission génétique se fait probablement sur le mode autosomique récessif.

Syndrome de Turner

Ce type de nanisme ne touche que les filles. Il concerne une naissance féminine sur 2500. Lorsque l'embryon présente cette anomalie, 99 % des grossesses ne se rendent pas à terme.

On diagnostique le syndrome de Turner à la naissance, à cause de la petite taille de l'enfant et des caractéristiques du visage. Le diagnostic est confirmé par l'examen des **chromosomes***. En effet, chaque cellule d'un être humain contient normalement deux chromosomes sexuels (voir la section suivante de cet ouvrage intitulée « Modes de transmission de certaines formes de nanisme et mutations génétiques ») : les filles ont deux chromosomes X (XX) tandis que les garçons ont un chromosome X et un chromosome Y (XY). Cependant, les filles atteintes du syndrome de Turner ont le plus souvent un seul chromosome X (X0) au lieu de deux. L'espérance de vie est la même que pour le reste de la population. La taille moyenne de ces filles est de 140 cm (4 pi 8 po), quand elles ne reçoivent pas de traitement à l'hormone de croissance.

La morphologie du visage est caractéristique : les yeux ont un repli à l'angle interne. Cette anomalie mineure se nomme l'épicanthus. Les oreilles et les cheveux sont implantés plus bas. Le cou est court. La mâchoire inférieure est reculée par rapport à la mâchoire supérieure. Le tronc est court et le thorax est large. Les mamelons sont écartés et le corps a un aspect trapu. Les membres sont courts. Il s'agit d'un nanisme proportionné. Le bras présente une déviation du cubitus (l'un des deux os de l'avant-bras). Le dos est parfois dévié par une scoliose.

On diagnostique également une anomalie de la morphologie rénale, mais elle est absolument sans conséquence : les reins ont une forme en fer à cheval au lieu de la forme en haricot habituelle.

À la puberté, les filles atteintes du syndrome de Turner ne développent pas naturellement leurs caractères sexuels secondaires (seins, poils pubiens, élargissement des hanches, menstruations). De plus, ce syndrome rend les filles stériles, car les ovaires sont quasi absents ou atrophiés.

Le syndrome peut provoquer des troubles neuropsychologiques, comme une difficulté à percevoir l'espace et à s'orienter (ces difficultés sont détaillées dans la section « Troubles neuropsychologiques »).

Modes de transmission de certaines formes de nanisme et mutations génétiques

Les caractères héréditaires sont contenus dans les gènes et se transmettent des parents aux enfants. L'ensemble des gènes détermine le développement et le fonctionnement du corps humain. Chaque être humain possède environ 30 000 gènes, en deux exemplaires chacun. Tous ces gènes sont répartis en 46 chromosomes, constitués d'une paire de **chromosomes sexuels*** (appelés ainsi car ils déterminent le sexe de l'enfant) et de 22 paires de **chromosomes autosomiques***, c'est-à-dire non sexuels. La paire de chromosomes sexuels (XX pour les filles ou XY pour les garçons) existe dans chaque cellule du corps humain, excepté dans les cellules reproductrices: spermatozoïdes et ovules. Celles-ci contiennent seulement 23 chromosomes (22 autosomiques et un chromosome sexuel X ou Y). Au moment de la fécondation, la réunion d'un spermatozoïde du père et d'un ovule de la mère forme une cellule à 46 chromosomes, qui se divise ensuite des millions de fois, depuis les premiers stades de l'embryon jusqu'à la taille adulte. Ainsi, le matériel génétique d'un enfant est constitué pour moitié du matériel génétique de sa mère et pour moitié de celui de son père.

Les maladies génétiques sont causées par des changements dans les gènes. Ces changements, appelés des mutations, empêchent les gènes de fonctionner comme ils le devraient. Le nanisme est causé par une anomalie génétique qui nuit à la croissance osseuse. Or, l'os est un tissu très complexe. Ainsi, il n'est pas surprenant que de nombreux gènes soient en cause dans le développement et le fonctionnement osseux. On connaît déjà un grand nombre de maladies osseuses génétiques et ce nombre ne cesse de croître.

Si l'un des deux parents possède un gène porteur d'une **mutation génétique*** qui cause, par exemple, une des formes de nanisme, il peut transmettre ce gène muté à son enfant. Le nanisme est plus souvent dû à un gène se trouvant sur un chromosome autosome, plus rarement à un gène se trouvant sur un chromosome sexuel, excepté dans le cas du syndrome de Turner, dont le gène se situe sur le chromosome X.

Généralement, les mutations sont plus fréquentes à mesure que la personne vieillit. Or, des études récentes révèlent que les mutations entraînant l'achondroplasie surviennent le plus souvent sur le chromosome transmis par le père. Cela expliquerait pourquoi on constate que les risques d'avoir un enfant achondroplase augmentent avec l'âge du père[3].

On distingue principalement deux modes de transmission du nanisme : autosomique dominant et autosomique récessif.

Mode autosomique dominant

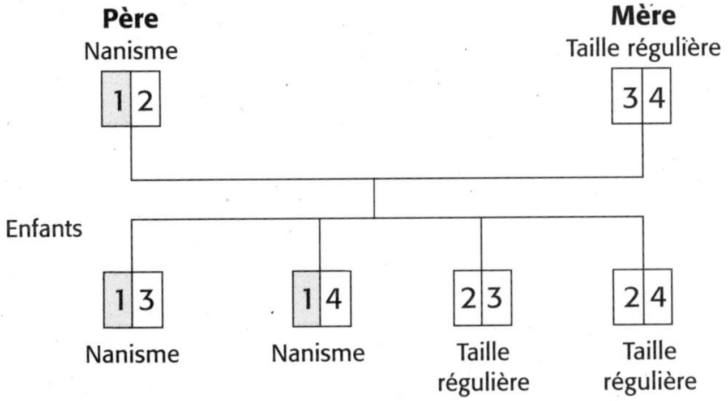

Figure 3 : Le père a une forme de nanisme autosomique dominante ; il porte sur un de ses chromosomes autosomiques le gène 1, anormal.

Les enfants 13 et 14, qui ont hérité de leur père le gène 1, porteur de l'anomalie, auront la même forme de nanisme que leur père.

Remarque : Que ce soit le père ou la mère qui a le nanisme, les risques que le couple ait des enfants vivant avec le nanisme sont les mêmes : 50 % d'enfants avec le nanisme, 50 % d'enfants de taille régulière.

3. N. Gordon, « The neurological complications of achondroplasia ». *Brain & Development* 2000 22 : 3-7.

Le gène porteur de l'anomalie se trouve sur un des 44 chromosomes autosomiques et l'exemplaire sain du gène n'arrive pas à annihiler le non-fonctionnement du gène muté. Ainsi, il suffit qu'un seul exemplaire du gène de l'enfant soit porteur de la mutation génétique, du nanisme par exemple, pour que l'enfant hérite du nanisme. Le gène muté peut venir d'un parent atteint ou être dû à une mutation apparue dans le spermatozoïde ou l'ovule des parents qui, eux, ne sont pas atteints de nanisme. Ces « nouvelles mutations », apparaissant dans certains gènes de quelques ovules ou spermatozoïdes des parents, sont fréquentes dans certaines affections. C'est le cas, par exemple, de l'achondroplasie, causée par une mutation dans le gène FGFR3 situé sur le chromosome numéro 4. Cette forme de nanisme est rarement familiale, mais elle est causée le plus souvent par une nouvelle mutation dans l'ovule ou le spermatozoïde des parents.

Mode autosomique récessif

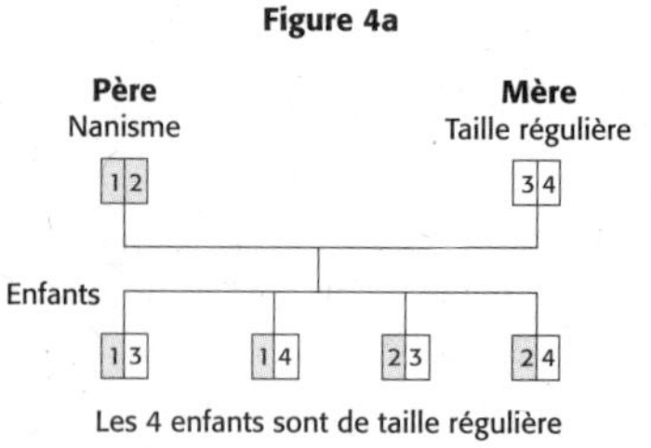

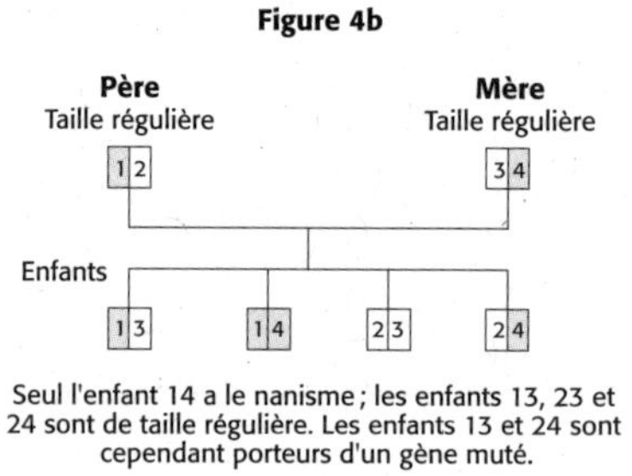

Figure 4a – Le père a une forme de nanisme autosomique récessive; il porte sur les deux chromosomes autosomiques d'une même paire, des gènes porteurs du nanisme. Mais, pour que cette forme de nanisme soit déclarée chez ses enfants, il faudrait que leurs deux chromosomes soient à leur tour porteurs de l'anomalie.

Dans ce cas, les 4 enfants 13, 14, 23 et 24 sont tous porteurs de l'anomalie du nanisme de leur père. Ils pourront à leur tour transmettre cette anomalie à leurs enfants. Mais ils sont tous les quatre de taille régulière.

Figure 4b – Les deux parents sont de taille régulière mais sont porteurs d'un gène anormal causant le nanisme.

Dans ce cas, ils ont un risque sur quatre d'avoir un enfant qui aura une forme de nanisme à transmission récessive et un risque sur deux d'avoir des enfants de taille régulière mais porteurs d'un gène muté causant le nanisme qu'ils pourront à leur tour transmettre à leur descendance.

Le gène porteur de l'anomalie se trouve sur un des 44 chromosomes autosomiques. Le mode récessif de transmission génétique signifie que les deux exemplaires du gène de l'enfant doivent être porteurs de la mutation génétique responsable d'une forme de nanisme pour que l'enfant ait le nanisme (voir figure 4a). Il a hérité de la mutation de sa mère et de son père. Le plus souvent, l'enfant naît de parents qui n'ont pas le nanisme (voir figure 4b). Mais chacun est porteur d'un exemplaire muté du gène et d'un exemplaire sain. Ainsi, ils peuvent transmettre leur gène muté à leur enfant, qui sera alors de petite taille. La dysplasie diastrophique est une forme de nanisme à transmission récessive.

Les gènes sur le chromosome X ont une transmission particulière. Puisque les filles ont deux chromosomes X, elles possèdent deux exemplaires de chaque gène portés par le chromosome X. Par contre, les garçons ont un seul chromosome X. Donc, les garçons ont une seule copie des gènes situés sur le chromosome X. Par conséquent, une mutation dans un des gènes du chromosome X d'un garçon cause toujours une maladie, tandis qu'une fille qui possède une mutation sur un exemplaire des gènes de la paire de chromosomes X peut être protégée (dans le cas des maladies génétiques à mode de transmission récessif) si l'autre exemplaire du gène, sur son deuxième chromosome X, est une copie saine.

Cas particulier de transmission par délétion ou duplication de matériel chromosomique

Il existe des maladies génétiques causées par délétion (suppression) ou duplication (multiplication par deux) de matériel chromosomique comprenant beaucoup de gènes. Les personnes atteintes d'une de ces anomalies chromosomiques ont souvent de multiples malformations et non seulement des anomalies osseuses. Une des grandes causes du nanisme est le syndrome de Turner, qui affecte presque exclusivement les femmes. La plupart de ces femmes possèdent 45 chromosomes au lieu de 46, c'est-à-dire 22 paires de chromosomes autosomiques normaux et un seul chromosome X (au lieu d'une paire de chromosomes sexuels XX).

TABLEAU 1 : MODES DE TRANSMISSION GÉNÉTIQUE DES DIFFÉRENTES FORMES DE NANISME

Type de nanisme	Mode de transmission génétique
Achondroplasie	Dominant
Pseudoachondroplasie	Dominant
Dysplasie spondylo-épiphysaire	Dominant
Syndrome (ou dysplasie) de Kniest	Dominant
Dysplasie diastrophique	Récessif
Ostéogenèse imparfaite	Variée
Syndrome de Morquio	Récessif
Hypopituitarisme (nanisme hypophysaire)	Dominant ou récessif
Syndrome de Seckel	Récessif
Syndrome de Turner	Dominant/filles seulement

Examens diagnostiques

Le diagnostic est souvent très attendu par les parents. Ils veulent enfin obtenir une réponse, parfois après une longue attente. Si le diagnostic est très long à poser, c'est qu'il nécessite plusieurs examens médicaux. Souvent, de premiers indices permettent au pédiatre ou à un autre spécialiste de soupçonner une forme de nanisme chez le fœtus ou l'enfant. Afin de confirmer son diagnostic, le spécialiste commence par prendre différentes mesures de l'enfant, incluant son poids, sa taille et son tour de tête. Puis il demande que l'on fasse passer différents examens complémentaires, dont les plus courants sont décrits ci-après. Bien souvent, il a besoin de presque tous ces examens diagnostiques. Il compare ensuite les résultats dans leur ensemble pour pouvoir se prononcer.

Échographie: morphologie du fœtus et clarté nucale

L'échographie permet d'évaluer la morphologie du fœtus à partir du second trimestre de grossesse, c'est-à-dire après la 14e semaine, mais de préférence vers la 18e semaine de grossesse. Elle permet ainsi de reconnaître certaines formes de nanisme, dont l'achondroplasie. Au Québec et au Canada, on pratique l'échographie de façon systématique au deuxième trimestre de grossesse afin d'examiner la morphologie générale du fœtus et de détecter d'éventuelles malformations. Cependant, les anomalies sont souvent détectées tardivement, entre la 17e et la 20e semaine de grossesse[4].

D'autre part, l'échographie, pratiquée entre la 10e et la 14e semaine, permet de calculer un paramètre appelé la « clarté nucale », c'est-à-dire l'épaisseur de l'espace sous-cutané à la nuque, situé entre la peau et la colonne vertébrale cervicale du fœtus. On évalue à environ 2 à 4 mm la taille de cet espace pour un fœtus qui se développe normalement. Si elle est supérieure, elle indique un risque élevé de syndrome de Down (également connu sous le nom de Trisomie 21) ou d'autres anomalies du nombre de chromosomes présents (appelées aneuploïdies). L'augmentation du volume de cet espace serait due à la formation d'un œdème qui apparaît dans certaines pathologies reliées à des anomalies chromosomiques. Des hypothèses scientifiques relient la présence de cet œdème à une trop grande sécrétion de mucopolysaccharides[5]. On utilise de plus en plus cette mesure de clarté nucale pour estimer les risques de nanisme chez le fœtus. Cependant, l'épaisseur de cet espace, chez un fœtus qui se développe normalement, augmente de façon naturelle entre 9e et la 14e semaine de grossesse et le résultat de la mesure peut être influencé par la position du fœtus dans le ventre de sa mère. On ne peut donc pas encore se baser uniquement sur elle pour poser un diagnostic, surtout concernant les risques de nanisme.

4. AETMIS. *Le dépistage prénatal du syndrome de Down et d'autres aneuploïdies au premier trimestre de la grossesse*, 2003.
5. *Ibid.*

Courbe de croissance

Comme nous l'avons vu au début de ce livre, la taille normale est un critère difficile à définir, car elle change selon les populations et les régions géographiques dans le monde. Cependant, il est très important d'estimer le rythme de croissance d'un enfant dès son plus jeune âge. Pour cela, les médecins disposent de courbes de croissance : ce sont des graphiques qui représentent une moyenne dans le rythme de croissance d'une population donnée, en taille et en poids. À chaque visite d'un enfant chez le pédiatre, celui-ci le pèse et le mesure, puis compare les résultats avec les courbes de croissance moyenne. La **courbe de croissance*** ne suffit pas, à elle seule, à établir un diagnostic précis ni à connaître, le cas échéant, la forme de nanisme qui affecterait l'enfant. Cependant, elle permet au pédiatre de détecter, assez tôt, tout retard dans le rythme de croissance de l'enfant et d'exiger des examens diagnostiques complémentaires pour confirmer ou rejeter un premier diagnostic.

Radiographie et détermination de l'âge osseux

Pour déterminer l'âge osseux, on prend des radiographies des os de la main et du coude de l'enfant. Des recherches scientifiques ont déterminé que l'examen de certains os est plus fiable ou plus facile que d'autres pour déterminer l'âge osseux. Ainsi, le médecin de famille ou le pédiatre base son analyse sur les os de la main (de celle dont on ne se sert pas pour écrire, car les os et les muscles sont souvent plus développés dans la main qui écrit et cela peut gêner l'interprétation de l'âge osseux) ou du coude, mais pas sur les os du poignet, car ce sont des os courts. Sur les radiographies, le médecin compte alors les points d'ossification des cartilages de conjugaison des épiphyses sur ces os, puis il compare les résultats à des courbes statistiques qui varient selon l'âge de l'enfant.

Cette investigation est importante, car elle permet de voir si l'enfant a terminé sa croissance ou s'il peut encore grandir. Le médecin estime alors les chances de réussite d'un traitement pour activer sa croissance. Par exemple, s'il constate que l'âge osseux de l'enfant est plus petit que son âge réel (son âge civil), ce dernier peut encore espérer grandir. Dans ce cas, si le médecin constate que son retard de croissance est dû à un manque d'hormone de croissance, des injections de cette hormone peuvent lui être bénéfiques et lui permettre de gagner quelques centimètres. À l'inverse, un enfant de petite taille dont l'âge osseux est très avancé par rapport à son âge civil restera très probablement petit, quel que soit le traitement qu'on lui offrira.

Le calcul de l'âge osseux peut se faire à tout âge, mais, en pratique, il est très aléatoire avant l'âge de 7 ans. Pour plus de précision, les médecins préfèrent le calculer à partir de 9 ans pour les filles et de 10 ou 11 ans pour les garçons. Ce calcul est assez précis, mais comme pour les autres tests diagnostiques, on l'utilise en complément, d'abord lorsque les courbes permettent de détecter un retard de croissance.

Résonance magnétique nucléaire (ou imagerie par résonance magnétique)

Cet examen utilise de puissants aimants qui envoient des ondes radio. Il est totalement sans douleur, mais exige que l'enfant soit immobile durant la durée de l'examen. Il est donc parfois nécessaire de donner un calmant à l'enfant afin de réaliser cet examen. En raison de l'utilisation des aimants, l'enfant doit enlever toute pièce métallique (montre, bijoux et lunettes); de plus, s'il est hydrocéphale et porteur d'une dérivation programmable, il est fort probable que le débit de la dérivation sera modifié par l'aimant. Son neurochirurgien doit alors la régler de nouveau.

La résonance magnétique nucléaire ne permet pas de visualiser les os, mais elle donne des images très précises, en trois dimensions, des tissus mous, comme la moelle épinière, le cerveau et la moelle osseuse. Ainsi, un spécialiste peut détecter une éventuelle compression de la moelle épinière. Cette technique offre également la possibilité de différencier les deux types principaux de moelle osseuse: la rouge, contenant plus d'eau, et la jaune, constituée principalement de cellules adipeuses, qui forment les tissus graisseux. Ainsi, on peut vérifier si la répartition entre les deux moelles osseuses est correcte. On peut aussi soupçonner une maladie osseuse ou un défaut dans la croissance et l'ossification.

CT-scan (tomodensitométrie ou tomographie)

Cette méthode diagnostique utilise des rayons X. Elle permet de voir des images des organes internes, du cerveau, de la moelle épinière ou de la moelle osseuse, comme s'ils étaient coupés en tranches fines et successives.

Consultation génétique et tests génétiques

Dans chaque cas, il faut déterminer la cause du nanisme. Certains diagnostics inciteront le généticien à surveiller plus particulièrement telle ou telle complication. La recherche du diagnostic demande souvent des investigations médicales poussées, y compris une consultation en génétique. Il est également indispensable de poser un diagnostic précis pour évaluer les risques d'un couple de transmettre le nanisme à leurs futurs enfants.

Chaque centre hospitalier universitaire au Québec possède un service de génétique. L'équipe comprend des médecins généticiens ainsi que des conseillers en génétique, des infirmières, des spécialistes de laboratoire, etc. C'est le médecin traitant ou un autre consultant qui doit demander la consultation en génétique. Au Québec, les coûts sont assumés par la Régie de l'assurance maladie. Le premier objectif de la consultation consiste à poser un diagnostic ou à le confirmer.

Le processus de consultation est complexe. L'équipe de génétique recueille tout d'abord des données sur les antécédents médicaux de l'enfant atteint et des autres membres de sa famille. Elle dresse ainsi, en quelque sorte, un arbre généalogique de la présence de gènes du nanisme dans la famille de l'enfant. Le spécialiste procède ensuite à un examen physique de l'enfant, suivi par des tests complémentaires, puis il demande de réaliser une série de radiographies du squelette ou il étudie les anciens clichés de l'enfant. Selon ses premières conclusions, il peut demander de nouvelles analyses, biochimiques ou moléculaires. Celles-ci sont faites dans des laboratoires très spécialisés, souvent situés à l'étranger.

Quand le médecin reçoit les résultats des tests, il rencontre à nouveau les membres de la famille pour les leur transmettre. Si le médecin pose alors un diagnostic précis, il informe également la famille des complications possibles pour l'enfant et il met en place un plan de suivi de sa condition. Il informe également les parents des risques de transmission génétique lors de grossesses ultérieures.

Quoique quelques dysplasies squelettiques soient bien connues et donc faciles à diagnostiquer, il existe des formes de nanisme très rares, moins bien connues de la communauté scientifique. Ainsi, malgré une investigation très complète, il n'est pas toujours possible de poser un diagnostic précis.

Les complications associées au nanisme et leurs traitements

Parmi les complications reliées au nanisme, la plus connue est le retard de croissance des os longs, tel que nous l'avons vu précédemment. Cependant, il existe beaucoup d'autres complications qui varient selon les causes du nanisme (voir le tableau 2 à la page 48. La liste est longue, mais il est peu probable qu'un enfant soit affecté en même temps par toutes ces complications.

CHEZ LES ENFANTS DE 17 ANS ET MOINS

Lordose	62,5 %
Problèmes d'audition	41,5 %
Étroitesse du **canal rachidien***	41,5 %
Cyphose	37,5 %
Otites à répétition	33,3 %
Hypotonie	33,3 %
Scoliose	33,3 %

Samuel a des problèmes auditifs (légère perte auditive) et des problèmes visuels (astigmatisme, hypermétropie et ***strabisme**** *intermittent). Il aura besoin de broches vers l'âge de 12 ans pour corriger sa dentition. Il est également atteint d'un déficit de l'attention avec impulsivité et il prend un médicament les jours d'école pour l'aider à se concentrer. Son déficit de l'attention est vraiment causé par une dysfonction neurobiologique. De plus, il a une hyperlaxité des articulations et de l'hypotonie aux membres inférieurs, ce qui ne l'empêche pas d'être très actif et en très bonne santé malgré tout.*

Tableau 2 : Caractéristiques associées aux différents types de nanisme

Type de nanisme	Complications	Forme	Taille moyenne[1]
Achondroplasie	Visage ; mâchoires ; dents ; membres ; mains-pieds ; otites ; moelle épinière ; hydrocéphalie ; dos ; hypotonie.	Non proportionnée	F : 125 cm (4 pi 2 po) H : 135 cm (4 pi 6 po)
Pseudoachondroplasie	Membres ; mains-pieds ; otites ; moelle épinière ; hydrocéphalie ; dos ; hypotonie.	Non proportionnée	110 cm (3 pi 8 po)
Dysplasie spondylo-épiphysaire	Sternum ; tronc ; membres ; dos ; bassin ; articulation ; vision.	Proportionnée	135 cm (4 pi 6 po)
Syndrome (ou dysplasie) de Kniest	Visage ; vision ; tronc ; membres ; mains ; dos ; fissure palatine ; surdité.	Proportionnée	135 cm (4 pi 6 po)
Dysplasie diastrophique	Oreilles ; membres ; pieds bots ; mains ; dos ; moelle épinière ; fissure palatine.	Non proportionnée	120 cm (4 pi)

Ostéogenèse imparfaite	Sclérotique (yeux) ; fractures ; dentition.	Variée	Variée
Syndrome de Morquio	Menton ; mâchoire ; nuque ; tronc ; sternum ; dos ; pieds plats ; hanches ; dents ; yeux ; audition ; moelle épinière.	Non proportionnée	F : 115 cm (3 pi 9 po) H : 125 cm (4 pi 2 po)
Hypopituitarisme (nanisme hypophysaire)	Tronc ; membres ; embonpoint ; rides.	Proportionnée	Avec traitement hormonal : F : 150 cm (4 pi 11 po) H : 160 cm (5 pi 3 po) Sans traitement, nettement au-dessous de la moyenne
Syndrome de Seckel	Visage ; crâne ; nez ; mâchoire ; pied-bot ; tronc ; membres.	Proportionnée	Inférieure à 128 cm (4 pi 3 po)
Syndrome de Turner	Visage ; cheveux ; tronc ; membres ; bras ; dos ; peau ; stérilité ; absence de menstruations.	Proportionnée	F : 140 cm (4 pi 8 po)

1 : F = femme – H = homme

Otites

L'oreille est formée de trois parties: 1) la partie externe, constituée de la partie visible de l'oreille (le pavillon), du conduit auditif (ou canal auditif et du tympan; 2) la partie moyenne, un espace rempli d'air comprenant les trois osselets et la trompe d'Eustache; 3) la partie interne, composée de l'organe de l'équilibre (vestibule et canaux semi-circulaires), de la cochlée et du nerf auditif, qui transmet les sons au cerveau.

SCHÉMA DE L'OREILLE

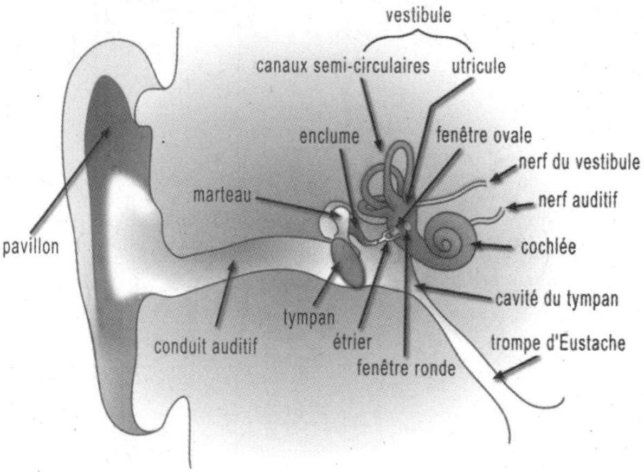

Figure 5: L'oreille comprend trois parties: externe, moyenne et interne. L'oreille moyenne, qui comprend les osselets et la trompe d'Eustache, est souvent plus petite et un peu déformée chez les enfants de petite taille. Les infections bactériennes de l'oreille bloquent alors la trompe d'Eustache et provoquent des otites, plus fréquentes chez les enfants de petite taille.

Les otites sont des infections de l'oreille causées par des bactéries ou des virus. L'infection provient de l'arrière-nez ou de la gorge et provoque souvent le blocage de la trompe d'Eustache, dont le rôle consiste à laisser l'air entrer dans l'oreille moyenne. Ce blocage emprisonne l'air dans l'oreille moyenne. Il y a alors formation d'un liquide sécrété par l'oreille moyenne, qui s'infecte à son tour et provoque l'apparition des symptômes de l'otite: douleur aiguë et soudaine dans l'oreille, fièvre, perte de l'ouïe.

Souvent (environ une fois sur trois), le liquide survient en raison d'un mauvais fonctionnement de la trompe d'Eustache, mais il n'est pas infecté. Il ne cause ainsi aucune douleur ni fièvre, seulement une sensation de blocage et une perte auditive, ce que le jeune enfant n'est pas en mesure de signaler.

Les personnes achondroplases risquent plus que d'autres d'avoir des malformations de la trompe d'Eustache, celle-ci étant plus courte et plus horizontale ou encore moins fonctionnelle, ce qui favorise l'arrivée de liquide dans l'oreille moyenne. Elles risquent également d'avoir des malformations des osselets ou du tissu osseux et cartilagineux, et même de la cochlée. Chez ces personnes, les otites ou la présence de liquide rétrotympanique (en arrière du tympan), infecté ou non, sont alors plus fréquentes et, parfois, continuelles. La perte auditive qui s'ensuit varie, allant de minime à légère ou modérée. C'est davantage le caractère persistant de la perte qui nuit au développement de l'enfant, celui-ci ne pouvant bénéficier de son plein potentiel pendant de longs mois. Les répercussions se font alors sentir, en particulier sur le langage, l'attention, le comportement, etc. Chez les enfants achondroplases, dès que ces aspects ne suivent pas leur cours normal, il faut d'abord vérifier l'audition, car les surdités légères et même modérées sont invisibles pour l'entourage. Ce sont leurs conséquences qui peuvent alerter les spécialistes ou les proches de l'enfant.

Problèmes auditifs

Les otites ou l'accumulation de liquide rétrotympanique sont les causes les plus fréquentes de la perte auditive. Lorsque les otites sont causées par une bactérie, le médecin peut décider d'attendre une guérison naturelle en surveillant le processus ou encore prescrire des antibiotiques. Si l'otite persiste, il peut envoyer l'enfant à un otorhinolaryngologiste (ORL) qui pourra procéder à une **myringotomie***, qui consiste à faire une petite ouverture dans le tympan et à y insérer un tube qu'on appelle « transtympanique ». Ce dispositif permet de rétablir l'audition et d'aérer l'oreille moyenne — en remplaçant temporairement la trompe d'Eustache —, jusqu'à ce qu'il tombe naturellement, au bout de 6 à 18 mois. La pose des tubes se fait de plus en plus souvent sous anesthésie locale.

Les problèmes auditifs des enfants ayant le nanisme devraient faire l'objet de plus de considération puisque des mesures précoces, comme des vérifications auditives, un suivi par un spécialiste des maladies de l'oreille (otologiste), de simples conseils adaptés à chaque enfant et diverses aides technologiques (gratuites dans certains cas) peuvent grandement aider à compenser des épisodes de pertes auditives temporaires. On recommande parfois le port d'appareils auditifs. Souvent, lorsque la surdité est due à une atteinte de l'oreille interne, le son amplifié est déformé. Heureusement la surdité des enfants achondroplases est due à une atteinte de l'oreille moyenne plutôt que de l'oreille interne, ce qui fait que l'amplification procurée par les appareils auditifs est de grande qualité (sans distorsion) et leur permet de recouvrer une audition presque normale.

Hydrocéphalie

Chez les enfants qui ont le nanisme, l'hydrocéphalie peut se déclarer dans les premiers mois de la vie. L'hydrocéphalie est un excès de liquide céphalo-rachidien dans le cerveau. Chez les adultes, ce liquide est produit, à raison d'environ 500 ml par jour, par les **ventricules***. Normalement, le liquide céphalo-rachidien circule librement dans les ventricules, où il est produit, passe à travers les *foramens* (trous) situés à la base du crâne pour ensuite circuler dans l'espace entourant la moelle épinière, avant de retourner à la surface du cerveau, où il est réabsorbé dans la circulation sanguine. Dans les cas d'hydrocéphalie, un obstacle sur le trajet de ce liquide ou bien une trop grande production font qu'il s'accumule dans les ventricules.

Ces derniers grossissent alors, ce qui peut avoir deux conséquences différentes, selon l'âge de l'enfant et si ce phénomène se produit avant ou après la fermeture de la suture des fontanelles. À la naissance, les os du crâne sont encore un peu mous et non totalement soudés entre eux. Il reste deux petits trous sur le dessus du crâne, ce sont les fontanelles : il y en a une à l'avant et une à l'arrière. La fontanelle située à l'avant se soude vers l'âge de 2 ans et celle de l'arrière vers l'âge de 3 mois. Avant que les fontanelles se soudent et s'ossifient, l'accumulation de liquide céphalo-rachidien dans les ventricules provoque l'augmentation du tour de tête ; après l'ossification des fontanelles, les os de la tête ne peuvent plus s'écarter sous la pression du liquide: à la longue et si on n'entreprend aucun traitement, les cellules nerveuses du cerveau sont alors compressées contre la boîte crânienne, ce qui entraîne leur détérioration. De tels dommages causés aux cellules nerveuses peuvent avoir des conséquences graves sur le plan neurologique.

Afin d'éviter cela, on procède à un traitement qui consiste à poser un petit tube en plastique, appelé dérivation, pour détourner le liquide céphalo-rachidien vers l'abdomen. Lorsque l'enfant porte une telle dérivation, il doit être suivi régulièrement par un médecin durant sa croissance pour s'assurer que ce dispositif fonctionne correctement.

Généralement, l'hydrocéphalie est une condition permanente. Cependant, lorsqu'elle est associée au nanisme, elle se résorbe souvent avant l'âge de 2 ou 3 ans. La pose d'une dérivation est donc nécessaire chez seulement 3 % des enfants ayant une hydrocéphalie associée au nanisme. Le contrôle spontané de l'hydrocéphalie, sans que l'on ait besoin de poser une dérivation, s'explique de la façon suivante: chez les enfants qui ont le nanisme, l'hydrocéphalie est due à une augmentation de la pression dans les veines à la surface du cerveau, ce qui ralentit la réabsorption du liquide céphalo-rachidien dans le système sanguin. Toutefois, à mesure que la tête s'élargit, la pression dans les veines de surface diminue et la circulation reprend: la pression créée par le liquide diminue alors. Un nouvel équilibre est établi.

Douleurs ostéotendineuses et arthrose

On observe ces deux complications chez des personnes qui ont des membres très déformés. Ainsi, les deux parties des membres (exemple: jambe et cuisse) ne se trouvent plus dans le même axe. Dans une telle situation, les cartilages articulaires s'usent prématurément et les épiphyses se déforment. La personne souffre alors d'arthrose.

Tout comme les cartilages, les ligaments des genoux et des chevilles ont aussi tendance à s'user. Les ligaments sont des bandes de tissus plus ou moins élastiques qui permettent à deux os de s'articuler entre eux tout en restant en place. Les personnes atteintes peuvent alors éprouver de la douleur et de la difficulté à marcher. Dans certaines formes de nanisme, il arrive que les ligaments soient trop lâches et moins forts. Cela rend l'articulation plus fragile et les os peuvent se déboîter plus facilement.

Il est possible de renforcer les ligaments par une intervention chirurgicale, mais il n'existe aucun traitement chirurgical pour guérir l'arthrose.

Malformation de la dentition et de la mâchoire, et fissure palatine

Chez les enfants affectés par certaines formes de nanisme, dont le syndrome de Seckel, les dents peuvent être dans de mauvaises positions. La mâchoire inférieure semble parfois projetée en avant chez les enfants atteints par le syndrome de Turner ou de Seckel. Cela est dû au fait que la croissance de la mâchoire supérieure est ralentie alors que la croissance de la mâchoire inférieure n'est pas affectée.

Dans le syndrome de Kniest ou la dysplasie diastrophique, la mâchoire supérieure peut se modifier également à cause d'une fissure palatine (absence plus ou moins complète du palais) associée à un bec-de-lièvre. Cette malformation peut amener des difficultés pour avaler et pour prononcer. On peut la corriger dès le sixième mois grâce à une opération chirurgicale, mais, à moins de troubles graves, on ne la proposera pas avant le dix-huitième mois.

Compression de la moelle épinière

Si on inclut les enfants de moins de 1 an qui présentent une **sténose cervicale*** (voir la section suivante : « Difficultés respiratoires »), de 30 % à 40 % des personnes achondroplases éprouveront des problèmes de compression de la moelle, au point d'avoir besoin d'une intervention chirurgicale dans le courant de leur vie. Chaque vertèbre a en son centre un trou qui forme le canal rachidien, dans lequel se loge la moelle épinière. Or, chez les personnes achondroplases, ce canal est plus étroit que la moyenne. La moelle épinière est alors comprimée, ce qui peut avoir des conséquences sérieuses sur le plan neurologique.

La compression de la moelle épinière se traduit par l'apparition de plusieurs symptômes qu'il faut apprendre à reconnaître :

incontinence urinaire, augmentation des réflexes ostéotendineux, tremblements, engourdissements ou picotements dans les jambes, boiterie, faiblesse musculaire. Ces troubles apparaissent généralement à la fin de l'adolescence. Si on ne soigne pas la compression, elle peut entraîner une paralysie progressive et des problèmes de contrôle de la vessie.

Une intervention chirurgicale, appelée **laminectomie***, permet de corriger ce problème de compression de la moelle épinière. Quand la personne opérée se trouve sous anesthésie générale, le chirurgien agrandit le canal rachidien en enlevant une portion de la partie postérieure des vertèbres. Il pose ensuite des tiges de métal le long des vertèbres impliquées ou les soude ensemble grâce à des greffes de tissus osseux, pour les empêcher de bouger. Après l'opération, la personne doit suivre des séances de physiothérapie. Environ un tiers des patients ont besoin de cette intervention chirurgicale.

Difficultés respiratoires

Il existe deux principales difficultés respiratoires, selon leur cause : l'apnée du sommeil et les apnées obstructives.

L'apnée du sommeil est un très court arrêt respiratoire durant le sommeil. Elle a pour conséquence de ne pas suffisamment oxygéner le cerveau. Chez les adultes, elle ne met pas en danger la vie de la personne, mais le sommeil est moins réparateur et la personne se sent fatiguée. On observe de plus en plus souvent l'apnée du sommeil chez des adultes apparemment en santé, mais elle est également courante dans la première année de vie du nourrisson de petite taille, principalement achondroplase, en raison d'une compression de la moelle épinière à la base du crâne.

Dans cette région, la moelle épinière passe par un orifice appelé « trou occipital » ou *foramen magnum*. Chez les bébés achondroplases, il arrive souvent que ce trou soit trop petit, ce qui comprime la moelle épinière (on parle alors de **sténose du trou occipital***). Les symptômes associés à cette sténose sont plus fréquents dans la première année de vie, car le trou occipital s'agrandit ensuite. Il atteint sa taille finale vers l'âge de 5 ans.

Or, dans cette région se trouve le tronc cérébral, une structure du système nerveux central située entre le cerveau, le cervelet et la moelle épinière. Il contient des fibres nerveuses qui assurent la régulation des fonctions respiratoires et du rythme cardiaque. La compression de ces fibres nerveuses est à l'origine de plusieurs problèmes : en plus de provoquer des difficultés respiratoires, en particulier des apnées centrales du sommeil, elle provoque l'augmentation du volume des ventricules cérébraux en empêchant le liquide céphalo-rachidien de bien circuler (parfois même jusqu'à provoquer une hydrocéphalie), une mauvaise déglutition et une diminution du tonus musculaire des bras et des jambes.

Il est donc très important de détecter une telle compression des nerfs de la moelle épinière à la base du crâne dès les premiers jours de vie d'un enfant achondroplase. On cherche tout d'abord à détecter un rétrécissement marqué du trou occipital et une augmentation du volume des ventricules. On évalue également la réaction du cerveau à une stimulation des fibres nerveuses sensitives périphérique. L'examen consiste à envoyer de faibles courants électriques aux poignets et aux chevilles (qui donnent une sensation de légers picotements, mais qui sont totalement sans douleur) et à recueillir la réaction du système nerveux à différents points du trajet entre les extrémités des membres et le cerveau : à la surface des membres, le long de la colonne vertébrale (ici cervicale) et sur le cuir chevelu, au-dessus des régions réceptrices du cerveau. Si, avec cet examen, on observe des signes annonciateurs d'une compression de la moelle épinière cervicale, on propose alors un test appelé polysomnographie pour diagnostiquer une apnée du sommeil : ce test consiste à enregistrer la respiration pendant le sommeil pour calculer le nombre de périodes d'apnées, leur durée et voir si ces apnées entraînent une diminution de la quantité d'oxygène dans le sang.

Si ces tests ne montrent rien d'anormal, on conseille de les recommencer tous les six mois pendant les trois premières années de vie de l'enfant achondroplase. Si on commence à observer certains signes, sans que ceux-ci soient encore inquiétants, on doit effectuer plus fréquemment le suivi.

Quand les tests de potentiels évoqués et un test d'imagerie par résonance magnétique confirment la sténose, on entreprend une opération chirurgicale qui consiste à agrandir le trou occipital osseux et à enlever la fibrose pour dégager le tronc cérébral et les nerfs sous-jacents. Dans des situations plus rares, le neurochirurgien doit enlever la partie postérieure d'une des vertèbres cervicales, ce qui peut fragiliser la colonne dans cette région. Le chirurgien doit alors fusionner la base du crâne avec la première vertèbre cervicale pour stabiliser la colonne à cet endroit. Cette intervention chirurgicale peut être pratiquée sur des bébés, dès l'âge de 4 à 6 mois, mais elle est assez délicate. On ne la propose donc pas en prévention, mais seulement si la compression est confirmée.

La deuxième catégorie de difficultés respiratoires concerne davantage les enfants entre 2 et 10 ans: ce sont les apnées obstructives. L'enfant ronfle très fort. Ce problème respiratoire est moins inquiétant que l'apnée centrale du sommeil, mais s'il persiste et devient gênant pour l'enfant, le médecin peut recommander de lui enlever les amygdales.

Cyphose et lordose

De façon naturelle, une légère cyphose (arrondi) existe dans le haut du dos, de même qu'une légère lordose (creux) existe dans le cou et au bas du dos, dans la région lombaire. Chez les enfants qui présentent une achondroplasie, cette cyphose est parfois accentuée et, avec la position debout, la personne développe une lordose plus accentuée que la moyenne de la population. La cyphose est secondaire à l'hypotonie musculaire. On la voit dès les premières semaines, mais elle diminue souvent avec l'acquisition de la position debout autonome et la marche. Quant à la lordose, celle-ci s'accentue quand l'enfant commence à se mettre debout, entre autres à cause de la raideur des muscles fléchisseurs des hanches.

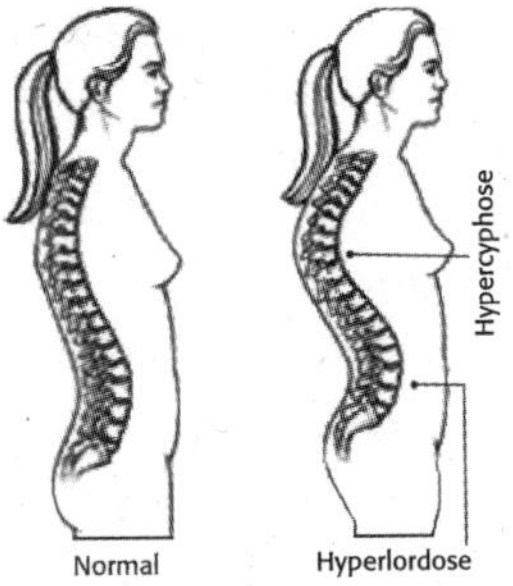

Figure 6: La colonne présente de manière naturelle deux courbures, l'une dans le bas du dos (lordose) et l'autre dans le haut du dos (cyphose). Cependant, chez certaines personnes, et fréquemment chez les enfants de petite taille, ces courbes sont exagérément accentuées. On parle alors d'une hyperlordose ou d'une hypercyphose.

Il existe différents moyens de prévenir ces déformations de la colonne. Pour éviter la cyphose, on propose plusieurs traitements, dont des exercices de tonification du tronc, un positionnement assis adéquat et le port d'un corset avec surveillance radiologique périodique. L'enfant ne porte ce corset que le jour et il peut l'enlever la nuit. Pour diminuer la lordose, le physiothérapeute enseigne à l'enfant des exercices d'assouplissement et de renforcement du tronc. Avec l'âge, la position debout immobile peut créer des inconforts au bas du dos. Pour les soulager, il est conseillé de poser un pied un peu surélevé.

Hypotonie et retard de développement de l'enfant

Presque tous les enfants de petite taille de moins de 2 ans sont hypotoniques, c'est-à-dire que leur tonus musculaire est diminué. Cela est particulièrement le cas des bébés avec achondroplasie ou pseudoachondroplasie. Chez ces enfants, l'hypotonie est une conséquence de la grosseur excessive de la tête, de l'augmentation de volume des ventricules et de la sténose cervicale. Le bébé est mou et, en conséquence, il présente souvent une faiblesse musculaire qui entraîne un retard dans le développement moteur pour lever la tête, s'asseoir, se tenir debout et marcher, etc. L'enfant réussit à accomplir ces gestes avec au moins 6 ou 12 mois de retard par rapport à la moyenne. L'équipe de chercheurs de G. Brinkmann[6], à l'hôpital pour enfants de l'Université de Mainz en Allemagne a constaté que la moitié des enfants achondroplases étaient capables de s'asseoir seuls vers l'âge de 12 mois, de se tenir debout seuls vers l'âge de 14 mois et de marcher seuls vers l'âge de 18 mois, tandis que d'autres enfants auxquels cette équipe de chercheurs les a comparés (soit leurs frères et sœurs de taille normale, soit d'autres enfants ayant d'autres formes de nanisme, comme un retard de croissance, un nanisme hypopituitaire ou autres dysplasies squelettiques) arrivaient à faire ces gestes seuls environ 4 ou 6 mois avant.

De plus, l'enfant de petite taille, en raison de son hypotonie, développe bien souvent des mouvements et des manières de se déplacer propres aux enfants de petite taille, à cause des membres plus courts et de l'hypotonie. Par exemple, lorsque l'enfant est

6. G. BRINKMANN et coll. « Cognitive skills in achondroplasia ». *Am J Med Genet.* 1993 47(5):800-4.

assis sur le sol, son hyperlaxité le rend capable d'écarter complètement les jambes et de se relever en passant entre ses jambes. Cela surprend les personnes qui voient ce phénomène pour la première fois, mais cette habitude n'est pas dangereuse pour la santé.

À cause de son hypotonie, l'enfant doit porter un corset lorsqu'il est en position assise, du moins tant qu'il n'a pas appris à marcher, afin de ne pas augmenter les risques de cyphose. Compte tenu de l'hypotonie et du problème de cyphose, le physiothérapeute donnera des conseils aux parents quant à l'utilisation de certains appareils: les trotteurs, les sauteuses, les sacs de transport mous, portés sur le ventre ou dans le dos, les balançoires mécaniques, les poussettes-parapluie. À noter que le siège-auto adapté aux premiers mois de la vie de l'enfant maintient lui aussi l'enfant dans une position qui favorise les risques de cyphose. Cependant, pour des raisons évidentes de sécurité de l'enfant durant les déplacements en automobile, il est indispensable de l'utiliser.

Le développement de l'enfant de petite taille n'est pas seulement influencé par son hypotonie. Ses plus petites dimensions et, dans certaines formes de nanisme, la disproportion entre les membres et le tronc rendent aussi plus difficile l'acquisition de certains gestes et déplacements de l'enfant. Cela peut avoir des conséquences sur ses capacités à interagir avec son environnement. Par exemple, pour monter ou descendre les escaliers, étant donné que les marches sont beaucoup trop hautes pour lui, l'enfant de petite taille continuera plus longtemps que les autres enfants à descendre ou à monter les marches en s'aidant de ses mains et sans alterner le mouvement des jambes.

Vers l'âge de 3 ans ou plus, l'enfant de petite taille peut commencer à conduire un tricycle, à condition que celui-ci soit adapté à ses dimensions. Ensuite, lorsque l'enfant passe au vélo, on peut lui garder plus longtemps les petites roues stabilisatrices.

La force musculaire de l'enfant peut être développée par des exercices de physiothérapie. Ces exercices, effectués sous forme de jeux, permettent une meilleure posture, la prévention de la déformation du dos et une acquisition plus rapide des habiletés motrices. Pour en savoir plus à ce sujet, nous invitons le lecteur à lire la section sur la physiothérapie dans la partie sur les traitements médicaux.

Troubles neuropsychologiques

Les troubles associés aux capacités neuropsychologiques ne sont pas réservés aux enfants de petite taille, mais ils sont fréquents chez eux.

Concernant le nanisme, les scientifiques se sont attardés principalement à étudier les conséquences neuropsychologiques des deux formes de nanisme les plus courantes : l'achondroplasie et le syndrome de Turner. Également, bien que l'hypothyroïdisme ne laisse presque plus de séquelles physiques grâce à un traitement, dès la naissance, à l'hormone thyroïdienne, selon certains scientifiques le manque d'hormone thyroïdienne pendant le développement fœtal peut avoir des conséquences néfastes sur le développement du cerveau, qui se traduisent en particulier par des troubles neuropsychologiques.

Il semble que, quelle que soit la forme de nanisme, les enfants atteints éprouvent de sérieuses difficultés en mathématiques et dans les tâches qui nécessitent un raisonnement. Cependant, d'autres troubles neuropsychologiques varient d'une forme de nanisme à l'autre. C'est pourquoi nous allons les traiter successivement.

L'achondroplasie

D'après l'équipe de la chercheuse Nora Thompson[7], qui travaille au département de psychiatrie du Centre des sciences de la santé à l'université du Texas, les capacités cognitives des enfants achondroplases semblent intactes, mais doivent être sous surveillance, car ces enfants sont susceptibles d'avoir des déficits cognitifs, des difficultés dans l'apprentissage des matières scolaires et des troubles moteurs. Cependant, ils présentent un léger déficit visuospatial : ils ont de la difficulté à mémoriser des informations visuelles, à extraire un détail visuel d'une image ou de leur environnement, ce qui se traduit par de la difficulté à décrire un dessin trop chargé ou à trouver des repères visuels dans un lieu qu'ils découvrent pour la première fois.

7. N. M. THOMPSON et coll. « Neuroanatomic and neuropsychological outcome in school-age children with achondroplasia ». *Am J Med Genet.* 1999 16;88(2):145-53.

Il est toutefois possible d'aider l'enfant à améliorer ses aptitudes visuospatiales en lui demandant de décrire ce qu'il voit et en favorisant les jeux de visuo-construction, puzzles (casse-tête), jeux de construction, dessin, etc. Il est possible également de l'entraîner à décrire des images et des dessins, en commençant par des illustrations peu chargées.

Nora Thompson a comparé, sur le plan neuropsychologique, deux groupes d'enfants qui ont vécu une augmentation de la pression intracrânienne transitoire, c'est-à-dire une hydrocéphalie qui s'est résorbée d'elle-même sans que l'on ait eu besoin de poser une dérivation: des enfants achondroplases et des enfants prématurés. Son équipe a constaté que ces deux groupes d'enfants présentent un léger déficit visuospatial, non présent dans la population générale. Or, tous ces enfants, prématurés ou achondroplases, ont deux points communs en raison de l'augmentation transitoire de la pression intracrânienne qu'ils ont vécue: ils ont subi des hypoxies transitoires (baisse de l'approvisionnement du cerveau en oxygène) et ils présentent des anomalies cérébrales communes (leurs ventricules cérébraux sont plus élargis que ceux de la population générale, et une structure cérébrale, appelée corps calleux, est sous-développée). Cependant, rien ne permet aux scientifiques d'expliquer l'impact de l'augmentation transitoire de la pression intracrânienne sur les capacités cognitives des enfants achondroplases qui ont eu une hydrocéphalie résorbée. Enfin, ces chercheurs observent que seuls les enfants du groupe d'achondroplases (et non du groupe d'hydrocéphales) présentent un déficit de coordination de la motricité globale. Les activités de motricité globale (marche, course, saut, lancer, natation, etc.) sollicitent l'ensemble des parties du corps et nécessitent l'intervention et la coordination d'importants groupes musculaires.

Une autre équipe de chercheurs, celle de Gabriele Brinkmann de l'hôpital pour enfants de l'Université de Mainz, en Allemagne[8], a permis également de constater des difficultés dans les matières scolaires qui font intervenir le langage (les leçons d'allemand, l'épellation et la composition), chez un à deux tiers des enfants achondroplases du groupe qu'elle a étudié. Ces difficultés seraient

8. G. Brinkmann et coll. « Cognitive skills in achondroplasia ». *Am J Med Genet.* 1993 47(5):800-4.

reliées à leur retard de langage, éprouvé par les deux tiers du groupe : difficulté d'articulation, grammaire, vocabulaire, omission de phrases. La principale cause expliquant ce retard de langage serait une surdité fréquente chez ces enfants, en raison d'une anomalie de la partie moyenne de l'oreille qui s'infecte fréquemment, ce qui diminue leur capacité auditive. Parmi les 30 enfants achondroplases étudiés par cette équipe, la moitié avait eu des tubes dans les oreilles et deux d'entre eux portaient des prothèses auditives. Un audiogramme a été pratiqué pour 20 enfants, pour constater que 9 d'entre eux avaient un déficit auditif de 15 à 35 décibels, une perte auditive légère selon les classements de surdité, mais suffisante pour entraîner plusieurs difficultés chez ces enfants. Dans les études scientifiques dans lesquelles les enfants achondroplases n'ont pas de trouble auditif ou portent des appareils auditifs fonctionnels, les chercheurs ne constatent pas de retard de langage. L'équipe de G. Brinkmann émet également deux autres hypothèses pour expliquer le retard de langage de ces enfants : premièrement, l'hypotonie peut retarder le fonctionnement des muscles permettant l'articulation des mots ; deuxièmement, certains parents, en raison de la petite taille de leur enfant, ont tendance à employer un langage infantilisant avec lui.

Ce retard de langage peut avoir des conséquences graves sur d'autres apprentissages ou sur des disciplines scolaires qui impliquent le langage : apprentissage des langues, épellation, composition. Il est donc très important de surveiller de près l'apparition d'otites, surtout avant l'âge de 2 ans, et d'intervenir rapidement pour éviter une perte de l'audition et tous les déficits qui peuvent l'accompagner.

Le syndrome de Turner

Les principales difficultés cognitives vécues par les jeunes filles qui ont le syndrome de Turner touchent leurs capacités visuospatiales et l'apprentissage des mathématiques. Le déficit visuospatial est beaucoup plus étendu que celui des enfants achondroplases.

Les jeunes filles Turner peuvent également démontrer une faiblesse dans le processus de mémorisation, dans leurs capacités d'attention et dans les fonctions exécutives. Les fonctions exécutives permettent de raisonner et d'accomplir une tâche.

Elles incluent différentes aptitudes: organiser les étapes à suivre pour atteindre un objectif; apprendre différentes manières d'atteindre le même but et choisir la méthode la plus appropriée; établir des priorités. Ces jeunes filles se laissent facilement distraire, mais elles n'éprouvent pas de problème d'attention divisée, c'est-à-dire qu'elles sont capables d'effectuer deux tâches en même temps ou de passer rapidement de l'une à l'autre.

Concernant la mémoire, elles éprouvent des difficultés dans la mémoire de rappel à court terme et elles ont une faible mémoire de travail visuelle. La mémoire à court terme permet de retenir provisoirement des renseignements (par exemple, un numéro de téléphone que l'on oublie aussitôt composé), tandis que la mémoire de travail est celle qui permet de faire du calcul mental, de comprendre un texte lu, de prendre des notes et de suivre un raisonnement.

Sur le plan scolaire, les jeunes filles réussissent bien en lecture et pour épeler des mots, mais elles éprouvent de sérieuses difficultés en mathématiques, essentiellement en arithmétique.

Plus rarement, ces jeunes filles ont un langage moins fluide, elles connaissent des difficultés dans l'articulation et dans la structure syntaxique (grammaire et structure des phrases).

Les jeunes filles qui ont un syndrome de Turner ont de la difficulté à interpréter les expressions du visage et les regards, autant pour décoder les intentions des autres personnes que pour traduire elles-mêmes certains sentiments, comme la peur ou la colère. Cette lacune perturbe parfois leurs contacts sociaux.

Hypothyroïdie congénitale

Depuis le milieu des années 70, un test sanguin, pratiqué sur tous les nouveau-nés, permet de détecter très tôt un déficit à l'hormone thyroïdienne. Les enfants qui présentent un déficit reçoivent alors rapidement des injections d'hormone thyroïdienne. Ils ne conservent donc presque plus de séquelles sur le plan physique et intellectuel. Cependant, le manque d'hormone pendant la grossesse affecte parfois le développement du cerveau et donc amène un déficit dans certaines capacités neuropsychologiques. La présence et l'importance des déficits dépendent également de l'âge que l'enfant avait lorsqu'on a commencé le traitement et de l'âge qu'il avait lorsque son taux d'hormone est redevenu normal. Le déficit neuropsychologique le plus fréquent, chez ces enfants, affecte des tâches visuospatiales : ainsi, ils ont de la difficulté à localiser un objet, mais non à l'identifier. L'équipe de chercheurs de Joanne Rovet de l'hôpital pour enfants malades de Toronto[9], qui a observé des bébés de 3 mois, a constaté qu'ils sont peu sensibles aux contrastes bien que leur acuité visuelle semble intacte.

Par ailleurs, cette même équipe a estimé l'effet du traitement précoce à l'hormone thyroïdienne sur la mémoire d'un groupe d'enfants de 4 à 6 ans : ces enfants présentent certains troubles de la mémoire affectant davantage la mémoire à court terme que la mémoire de travail. D'autre part, certains chercheurs ont remarqué que des enfants âgés de 7 à 12 ans présentent des faiblesses de mémoire visuelle, mais qu'ils réussissent toutefois à reconnaître des détails dans des visages ou des images. Les enfants hypothyroïdiens risquent plus d'oublier des événements récents, des paroles qu'on leur a dites, une tâche à faire ou encore l'endroit où sont rangés des objets.

De plus, on observe souvent une faiblesse dans la motricité fine chez les enfants atteints d'un nanisme hypothyroïdien. Ils présentent aussi un déficit sensori-moteur. Leur temps de réaction est souvent ralenti et leur précision visuomotrice est faible.

Souvent, les parents et les enseignants remarquent aussi de gros problèmes d'attention. Les enfants qui présentent une résistance à l'hormone thyroïdienne souffrent à 80 % d'un déficit d'attention avec hyperactivité.

9. J.F. Rovet « Congenital hypothyroidism : an analysis of persisting deficits and associated factors ». *Child Neuropsychol.* 2002 8(3):150-62.

Interventions médicales pour certaines formes de nanisme

Hormone de croissance

Hormone de croissance

L'hormone de croissance est aussi connue sous le nom de somatotrophine. Une hormone est une substance chimique sécrétée par une glande. L'hormone de croissance est une protéine constituée de 191 **acides aminés*** et produite par une petite glande située à la base du cerveau, appelée l'hypophyse. Cette hormone apparaît dans le cerveau du fœtus dès la neuvième semaine de grossesse. Elle est sécrétée en quantité de plus en plus grande au cours de la grossesse, puis durant la petite enfance, mais le meilleur temps pour observer son action est se situe entre l'âge de 2 ans et la puberté. Comme toute hormone, elle est libérée dans le sang pour modifier le fonctionnement de différents organes, en interagissant avec un récepteur approprié qui la reconnaît et qui est localisé à la surface des cellules ciblées. L'hormone de croissance contribue, notamment, à la croissance du squelette, à la fonction des cellules adipeuses et musculaires, au maintien de la glycémie (le taux de sucre dans le sang) et à la croissance du cartilage de conjugaison. Bien que reconnue pour son rôle sur la croissance, cette hormone remplit plusieurs autres fonctions essentielles au bien-être d'une personne.

L'hormone de croissance est libérée surtout de manière pulsatile, c'est-à-dire épisodique. La production quotidienne survient principalement la nuit, selon les cycles du sommeil. Le premier pic de production de l'hormone de croissance se produit environ 70 minutes après l'endormissement. Ce pic coïncide avec une baisse d'insuline et du taux de sucre dans le sang[10]. Durant le jour, la production de cette hormone est abondante entre la 3e et la 4e heure qui suit un repas : lorsque le corps commence à manquer d'énergie rapidement disponible, il produirait de l'hormone de croissance. Celle-ci permet au corps de transformer en énergie le gras mis en réserve dans les cellules lors de la digestion.

10. Y. Takahashi, M. Kipnis, W.H. J. Daughaday « Growth hormone secretion during sleep » *Clin Invest.* 1968 47(9):2079-90.

L'exercice physique aurait le même effet que les repas : il provoquerait la sécrétion de l'hormone de croissance afin que le corps transforme les réserves de gras en énergie[11].

La production de cette hormone varie également en fonction de l'âge : la quantité d'hormone de croissance augmente beaucoup de l'enfance à l'adolescence lorsque les quantités d'hormones sexuelles sont plus abondantes, surtout la nuit. Puis, dans la vingtaine, on note la sécrétion de cette hormone autant le jour que la nuit, bien qu'elle soit environ trois fois plus abondante durant la nuit. La libération d'hormone de croissance reste abondante jusqu'à l'âge de 30 ans environ, puis elle commence à diminuer. La baisse d'hormone de croissance devient vraiment marquée à partir de l'âge de 40 ans. L'hormone de croissance continue à diminuer avec l'âge chez la plupart des personnes : plus de la moitié des plus de 69 ans présente un très faible taux d'hormone de croissance[12].

Le traitement à l'hormone de croissance : objectif

Dans certaines formes de nanisme, l'enfant peut gagner quelques centimètres sur la taille finale adulte prévue, grâce à un traitement à l'hormone de croissance. Celui-ci est efficace essentiellement dans les cas de syndrome de Turner ou d'insuffisance hypophysaire (hypopituitarisme). Dans cette dernière forme de nanisme, l'hormone de croissance est sécrétée en quantité insuffisante. C'est pourquoi les médecins peuvent proposer à ces enfants un traitement à l'hormone de croissance biosynthétique, fabriquée en laboratoire. Cette substance agit tout à fait comme l'hormone naturelle lorsque celle-ci est présente en quantité suffisante. L'hormone permet à ces enfants d'atteindre la taille génétique prédite en se basant sur celle de leurs parents. Il est impossible de faire grandir l'enfant davantage.

Dans les cas de syndrome de Turner, le traitement consiste à administrer des doses d'hormone de croissance supérieures à la normale (dites « doses supraphysiologiques »). Les jeunes filles ne manquent pas d'hormone de croissance, pourtant le traitement avec cette hormone donne de bons résultats chez elles. En

11. W.M. HUNTER et W. M. RIGAL « The diurnal pattern of plasma growth hormone concentration in adults. ». *J Endocrinol.* 1966 Feb;34(2):139-46.
12. D. J. RUDMAN et coll., « Impaired growth hormone secretion in the adult population : relation to age and adiposity ». *Clin Invest.* 1981 67(5):1361-9.

revanche, il est inefficace chez les enfants achondroplases, car l'hormone de croissance agit sur le cartilage de conjugaison, une région de l'os qui ne peut remplir son rôle efficacement chez ces enfants, en raison d'un défaut dans sa structure.

Modalités de traitement

On administre l'hormone en injection sous la peau, une fois par jour, de préférence le soir pour imiter l'augmentation qui a lieu naturellement la nuit. La durée du traitement varie en fonction de plusieurs facteurs: l'âge au diagnostic et au début du traitement, la cause du retard de croissance, le sexe, l'efficacité du traitement, la présence d'autres déficiences en hormones et la progression de la puberté. Le traitement peut durer plusieurs années.

Les avantages du traitement

Ce traitement permet de:

- compenser le déficit en hormones de croissance, quand on constate un tel déficit;
- augmenter la taille finale que l'enfant atteindra à l'âge adulte dans le syndrome de Turner: le traitement permet d'obtenir un rattrapage très net durant la première année de traitement. Puis, l'effet diminue au fil des ans;
- favoriser la densité osseuse, donc la résistance des os;
- améliorer les capacités de l'enfant dans ses mouvements, pour ses déplacements, etc.;
- augmenter l'estime de soi;
- modifier les composantes physiques et corporelles de l'enfant, en fait de masse graisseuse et de masse musculaire.

Les inconvénients, les risques et les limites du traitement

Tout d'abord, ce traitement est très long. Même s'il n'est pas très douloureux, il exige que l'enfant reçoive une piqûre chaque jour pendant plusieurs années.

Dans certaines circonstances où on commence le traitement très tardivement, on peut offrir des traitements additionnels pour bloquer temporairement la puberté ou pour retarder son début (chez les enfants atteints de déficience de plusieurs hormones), car le synchronisme entre puberté et croissance pubertaire demeure essentiel. En effet, l'interaction entre l'hormone de croissance et les hormones sexuelles sécrétées à la puberté est complexe. Les hormones sexuelles, libérées à la puberté, provoquent tout d'abord une forte poussée de croissance, favorisant dans un premier temps l'allongement des os longs. Puis, les hormones sexuelles entraînent petit à petit la soudure des épiphyses avec la diaphyse et donc la disparition du cartilage de croissance.

Le traitement a donc plus de chance d'être efficace si l'enfant est plus jeune, car la maturation des os est alors moins prononcée. Toutefois, les médecins ne peuvent pas déterminer l'âge précis auquel il est mieux de commencer le traitement pour garantir l'efficacité optimale chez un individu donné.

Ces traitements coûtent très cher, soit de 10 000 $ à 30 000 $ par année, selon la taille de l'enfant au début du traitement et selon ses besoins. Au Québec, les coûts de ce traitement seront remboursés par la Régie d'assurance maladie ou par une compagnie d'assurances couvrant les soins de santé, à condition que les médecins puissent prouver que l'enfant présente effectivement une carence en hormone de croissance selon des critères établis ou qu'il y a présence d'un syndrome de Turner. Au Québec, actuellement, les médecins ont également le droit de prescrire un traitement à l'hormone de croissance dans un contexte d'insuffisance rénale. Santé Canada a récemment approuvé l'utilisation de l'hormone de croissance pour traiter la petite taille « idiopathique » (une très petite taille inattendue ou sans cause apparente), mais aucune couverture n'est offerte pour cette indication au Canada, les données scientifiques à l'appui étant minimales et fort controversées.

Les patients sont avisés d'inconvénients potentiels du traitement : les injections peuvent causer des douleurs, des sensations de brûlure ou des ecchymoses aux sites d'injection. Lors de l'enseignement des injections, le personnel hospitalier prodigue des conseils pour minimiser ces problèmes. Cependant, ces inconvénients sont peu de chose si on les compare aux effets bénéfiques que le traitement peut engendrer. L'administration d'hormone de croissance ne comporte pas de danger pour la santé, à condition de prescrire une dose adaptée à l'enfant (initialement en fonction de sa taille et de son âge). Cependant, si la dose choisie est trop forte, on peut voir apparaître des effets secondaires. Outre l'action de l'hormone sur la croissance osseuse, on constate également une action sur le métabolisme des protéines, des sucres et des graisses. De plus, cette hormone agit sur plusieurs tissus, tant directement qu'indirectement, grâce à d'autres hormones sécrétées en sa présence. Ainsi, si la dose prescrite n'est pas adaptée à l'enfant, les répercussions indésirables du traitement peuvent être très variées: rétention de liquide autour du cerveau, des articulations ou des vaisseaux sanguins, hypertension, pancréatite, risque de tumeur, diabète, douleurs musculosquelettiques, calculs rénaux. Ainsi, il arrive qu'un enfant voie augmenter principalement sa masse graisseuse. On porte donc une attention particulière aux maux de tête (la pression du liquide entourant le cerveau peut augmenter, ce qui peut être dangereux), aux douleurs articulaires, à la hausse de la pression artérielle, au taux de sucre, aux douleurs abdominales. Les enfants ayant déjà présenté un cancer ou les enfants à risque sont étroitement suivis en raison du risque de récidive de tumeur.

Il faut également être conscient que les résultats varient, non seulement selon la forme de nanisme, mais également selon l'enfant. Ainsi, dans le cas d'un syndrome de Turner, on estime en moyenne de 5 à 7 centimètres le gain final. Toutefois, comme il s'agit d'une moyenne, certains enfants ne gagnent rien tandis que d'autres réussissent à grandir de plus de dix centimètres par rapport à la taille finale prédite. Pour les enfants achondroplases, il semble que l'on obtient une bonne poussée de croissance la première année, mais les résultats sont moins encourageants dès la deuxième année. Pour les enfants qui ont une hypochondrodysplasie ou une dyschondroplasie, le traitement permet une petite poussée de croissance pubertaire, mais semble aggraver la disproportion entre le tronc et les jambes. Avec les connaissances actuelles, quelle que soit la forme de nanisme de l'enfant, rien ne permet de prédire à l'avance quel sera le gain d'un enfant à qui on propose ce traitement. Étant donné qu'il permet essentiellement de faire croître les os longs des membres, on ne peut l'appliquer qu'à des formes de nanisme où il existe une disproportion, sinon à la fin du traitement, l'enfant se retrouve avec des membres trop longs en proportion de son tronc, ce qui risque d'être disgracieux.

Enfin, l'hormone de croissance n'est pas une solution magique. Même si l'enfant grandit, cela ne fait pas disparaître toutes les autres caractéristiques physiques associées à certaines formes de nanisme, comme une déformation de la colonne vertébrale ou des membres, les caractéristiques physiques bien reconnaissables du visage, etc. En d'autres termes, il y a des limites aux bienfaits que l'on espérait du traitement sur l'estime de soi de l'enfant. Si l'enfant est motivé principalement par le traitement parce qu'il n'accepte pas sa condition, on peut se demander si le gain de taille changera véritablement ses sentiments. Et dans un tel état d'esprit, qu'arrivera-t-il si l'enfant grandit moins que ce qu'il espérait, voire pas du tout ? Aussi bien dire que la décision d'aller de l'avant avec ce traitement n'est pas facile à prendre et qu'il y a de nombreux éléments à prendre en considération pour faire un choix éclairé.

La rencontre avec un endocrinologue

Le médecin apte à prescrire ce traitement est un endocrinologue, spécialiste des hormones. La rencontre se déroule en deux étapes. Dans un premier temps, l'endocrinologue cherche à déterminer les raisons du retard de croissance de l'enfant : cause génétique, familiale, hormonale ou organique. Il prend également des mesures précises des mensurations de l'enfant. Enfin, plus particulièrement chez l'enfant d'âge pubertaire ou prépubertaire, il évalue l'apparition des premiers signes sexuels secondaires : la pilosité, le développement des seins, la taille des testicules. Cette partie de l'examen est très intime, mais vraiment nécessaire. Avant de commencer, le médecin doit prendre la précaution de bien en parler à l'enfant ou au jeune.

Lorsque l'endocrinologue a en mains tous ces renseignements et qu'il connaît toutes ces mensurations, il est en mesure d'aider les parents à prendre une décision. Il leur indique tout d'abord si le traitement peut s'appliquer ou non à la situation de leur enfant. Dans l'affirmative, il leur explique en quoi consiste le traitement et quels avantages leur enfant peut en escompter, ainsi que ses limites et les effets secondaires possibles.

Cette étape est vraiment importante pour permettre aux parents et à l'enfant de bien saisir tous les enjeux associés au traitement et de prendre une décision la plus éclairée possible.

Il ne faut donc pas hésiter à poser des questions, à demander des précisions, à faire répéter certaines informations, etc. C'est l'avenir de l'enfant qui est en jeu!

De l'hormone naturelle à l'hormone synthétique

La première utilisation de l'hormone de croissance comme traitement thérapeutique a eu lieu en 1958 par Raben. L'hormone était alors extraite et purifiée à partir d'hypophyses prélevées sur des cadavres humains. Il fallait en moyenne 30 hypophyses pour traiter un seul enfant pendant un an. Les enfants traités gagnaient en moyenne 8,9 cm pendant la première année. La croissance ralentissait ensuite. On avait également constaté que le traitement était plus efficace sur des enfants plus jeunes[13]. Au Canada, les premiers enfants ont été traités à la fin des années 1960. Le programme de traitement a débuté modestement avec 20 à 30 enfants, mais leur nombre a augmenté rapidement. En 1985, près de 800 patients avaient reçu des injections d'hormone de croissance et 400 étaient encore en cours de traitement[14].

Les problèmes liés à l'utilisation de l'hormone d'origine humaine

Outre les difficultés reliées à sa production, l'hormone d'origine humaine comportait surtout des risques de transmission de virus. Il y a eu des cas réels de transmission du virus de l'encéphalopathie spongiforme bovine, qui provoque la maladie de Creutzfeld-Jacob. Cette maladie, qui peut se révéler parfois des dizaines d'années après l'infection, atteint le système nerveux et peut s'avérer fatale. Pour toutes ces raisons, et grâce à l'avènement de l'hormone de synthèse, le traitement à l'hormone naturelle (d'origine humaine) a été interdit en 1988 en France et en 1985 au Canada ainsi qu'aux États-Unis.

En France, entre 1970 et 1988, avant l'interdiction de l'hormone naturelle, environ 2500 enfants ont été traités avec l'hormone naturelle. En septembre 1995, le Centre national de référence faisait état de 40 personnes infectées, dont six étaient encore

13. M. Costa Magna, Dr M. Maidenberg. *Peut-on grandir sur ordonnance?* Poitiers (France): Bayard Éditions, 1992.
14. H. G. Dean et H. G. Friesen, «Growth hormone therapy in Canada: end of one era and beginning of another». *Can Med Assoc J* 1986 135 297-301.

vivantes[15]. Au Canada, l'interdiction est survenue après qu'on eut découvert que quatre adultes (trois aux États-Unis et un en Grande-Bretagne) avaient développé la maladie de Creutzfeld-Jacob des années après la fin de leur traitement hormonal.

L'hormone de croissance synthétique

Depuis l'interdiction de l'hormone naturelle, on produit l'hormone de croissance entièrement en laboratoire, par des techniques de génie génétique. Comme toute protéine, l'hormone de croissance est codée par un gène (fragment d'ADN), que la cellule lit comme un livre pour fabriquer la protéine. Ces techniques de génie génétique consistent à introduire le gène de l'hormone de croissance dans les gènes d'une bactérie (le plus souvent l'*Escherichia Coli* appelée aussi *E-Coli*). Ainsi, la bactérie, tout en fabriquant ses protéines, dont elle a besoin pour vivre et se multiplier, fabrique de grandes quantités d'hormone. Il suffit ensuite de récolter les bactéries et d'en extraire l'hormone.

Les parents et les enfants qui reçoivent ou qui doivent recevoir un traitement à l'hormone de croissance ou ceux qui envisagent cette possibilité, ainsi que leurs familles, peuvent se rassurer: l'extraction de l'hormone suit un processus très rigoureux et permet de ne garder que l'hormone. Il ne reste aucune trace de bactérie dans l'hormone synthétique administrée à l'enfant. Il n'y a donc aucun danger de contamination ou d'infection relié au traitement. L'hormone synthétique est beaucoup plus sûre que l'hormone naturelle que l'on utilisait auparavant. Ce processus de fabrication offre plusieurs avantages: il permet de produire, en grande quantité, une hormone qui ne comporte aucun danger pour la santé. Par ailleurs, que l'hormone soit d'origine humaine ou biosynthétique, ses effets secondaires sont essentiellement les mêmes: certains effets néfastes dépendent de la dose, tandis que d'autres n'y sont pas liés.

15. TAMBURINI-BONNEFOY, C. *Hormone de croissance et maladie de Creutzfeldt-Jacob: éthique de l'information* – Mémoire de DEA; Paris (France): Université René Descartes, 1995.

Allongement des os[16]

Plusieurs parents d'enfants de petite taille se demandent s'il est possible d'allonger les os d'une manière chirurgicale. L'allongement des os existe depuis des décennies, mais ce n'est que dans les années 1950 qu'on a réellement commencé à proposer cette option à des patients. Depuis, on a mis au point différentes façons d'allonger les os.

À qui s'adresse le traitement?

Avant de décrire ce traitement, il est important de se rendre compte du fait que l'allongement des os n'est pas indiqué pour les formes de nanisme proportionné, car les membres deviendraient alors trop longs par rapport au tronc. Il est principalement recommandé pour corriger les petites tailles constitutionnelles ou le nanisme lié à l'achondroplasie, l'hypochondroplasie ou le syndrome de Turner. Toutefois, ce traitement est contre-indiqué pour les personnes qui présentent un squelette fragile, des articulations lâches ou une forme de nanisme impliquant une anomalie des épiphyses.

Il est également important de savoir ceci: pour que l'allongement apporte un avantage au jeune de petite taille, il doit se situer autour d'une vingtaine de centimètres, ce qui rend le traitement très long et augmente les risques de complications et de douleurs. C'est pour ces raisons qu'en Amérique du Nord, on ne propose plus l'allongement aux jeunes affectés par le nanisme. Depuis une dizaine d'années, les orthopédistes de ce continent réservent principalement cette technique à des personnes qui présentent une différence de longueur entre les deux membres inférieurs.

Cependant, on continue en Europe de le proposer aux enfants de petite taille. Un orthopédiste français, le professeur Jacques Caton[17], a comparé les résultats obtenus pour des jeunes de

16. Ces renseignements sont tirés essentiellement de deux documents: *Recherche médicale sur le nanisme* (AQPPT, 1993) et *Peut-on grandir sur ordonnance?* (M. Costar Magna, Dr M. Maidenberg, 1992) ainsi que de différents articles scientifiques sur l'allongement des os.

17. J. Caton. « Allongement des membres chez les adolescents et les adultes jeunes de petite taille ». Paru dans un ouvrage collectif *Conférences d'enseignement 2006*. Elsevier (Cahiers d'enseignement de la Sofcot); 221-243. Les photos des figures 7, 8 et 9, sont tirées de cet article et reproduites avec l'autorisation de Jacques Caton.

petite taille ou présentant une différence de longueur entre les deux jambes et qui ont été opérés par son équipe ou d'autres équipes de chirurgiens dans différents pays européens, entre 1984 et 2005. Il constate que l'allongement des os réussit relativement bien chez les jeunes achondroplases.

Certains orthopédistes ont opéré des enfants très jeunes, parfois âgés de 6 ou 8 ans, mais le professeur Caton préfère opérer des enfants en fin de croissance, car selon lui cela laisse la possibilité à l'enfant de profiter au maximum de sa capacité à grandir de façon naturelle. Le plus souvent, les orthopédistes préfèrent opérer des enfants âgés de plus de 10 ans, voire des adolescents ou même de jeunes adultes.

En quoi consiste l'allongement des os ?

Tandis que le patient est sous anesthésie générale, l'orthopédiste installe un fixateur pour maintenir l'os à allonger dans une position stable, puis il coupe l'os au niveau de la métaphyse (à la jonction entre la diaphyse et l'épiphyse), dans le sens de la largeur. Le spécialiste coupe dans la métaphyse pour deux raisons : dans cette région, l'os est plus large et la régénération est meilleure ; de plus, il épargne ainsi le cartilage de conjugaison, afin de permettre une bonne croissance de l'os. L'orthopédiste peut également choisir de sectionner l'os dans la diaphyse.

Le chirurgien fixe alors des broches dans l'os, aux extrémités des deux segments résultant de sa coupure. Ces broches sont reliées soit au fixateur installé sur la jambe soit, dans la technique du clou d'Albizzia, à une tige qui passe dans la diaphyse de l'os. La personne opérée augmente ensuite légèrement la distance entre les broches, plusieurs fois par jour. Ainsi, l'os est étiré à mesure qu'il se régénère et il est maintenu en extension par le système de fixation durant toute la durée de l'allongement. Celui-ci se fait graduellement pour laisser le temps à l'os de se reformer et aux tissus qui l'entourent ainsi qu'aux vaisseaux sanguins qui le nourrissent de se développer en même temps que lui. De l'os nouveau se forme pour combler l'espace vide laissé par l'étirement. C'est pourquoi l'allongement des os ne nécessite généralement pas de greffe osseuse, excepté, parfois, lorsqu'on utilise le système de fixation de Wagner ou le clou d'Albizzia.

Selon le gain de taille que l'enfant et le chirurgien souhaitent atteindre, ceux-ci peuvent décider d'allonger seulement les deux tibias ou les quatre segments: les deux tibias et les deux fémurs.

Quand on allonge seulement deux segments, on peut faire le tout de façon simultanée. Quand l'orthopédiste décide d'allonger les quatre segments, il choisit en général un allongement croisé: le fémur d'un côté en même temps que le tibia du membre opposé. L'année suivante, il allongera les deux segments restants.

Il existe présentement quatre catégories de systèmes de fixation utilisés par les orthopédistes pour allonger les membres: Ilizarov, Wagner, Orthofix® et le clou d'Albizzia. Pour les trois premières catégories, on place le système de fixation utilisé à l'extérieur de la jambe. La dernière correspond à un système de fixation interne.

L'APPAREIL D'ILIZAROV

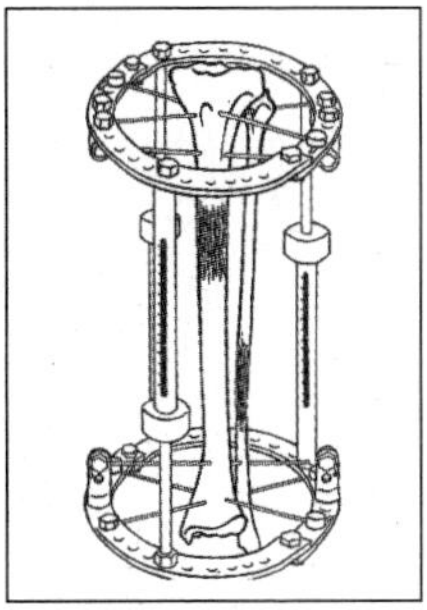

Figure 7: Appareil d'Ilizarov

Mis au point autour de 1950 par un chirurgien russe du nom de Gavriil Ilizarov, il est utilisé dans plusieurs pays européens, et depuis les années 1980, aux États-Unis et au Québec.

Pour augmenter la taille d'une personne, on peut utiliser cet appareil sur tous les os longs: ceux des bras, des avant-bras, et plus fréquemment sur les deux os de la jambe et celui de la cuisse. Avec cet appareil, on peut allonger l'os après l'arrêt de croissance de l'os, donc on peut proposer le traitement à une personne adulte. Il est assez encombrant et limite le mouvement de l'articulation.

Pour allonger les os de la jambe, celle-ci étant formée de deux os, le tibia et le péroné, on étire les deux os simultanément. L'appareillage utilisé est donc plus complexe: il fait le tour du mollet en plusieurs anneaux.

APPAREIL DE WAGNER

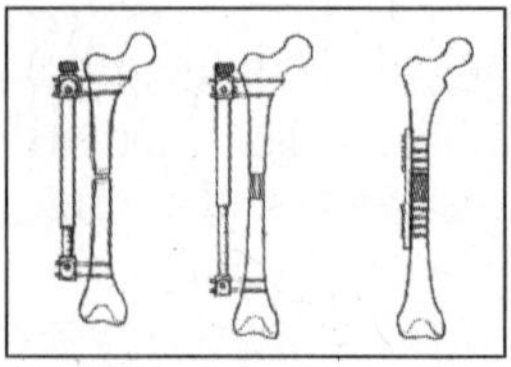

Figure 8 : Appareil de Wagner, montré ici sur un fémur.

L'appareil de Wagner consiste en une sorte de tige, reliée à l'os par des broches. Pour allonger un os avec cet appareil, l'intervention chirurgicale se déroule en trois temps. D'abord, comme avec l'appareil d'Ilizarov, l'os est maintenu en place par un fixateur externe avant d'être coupé. Dans un deuxième temps, une fois l'allongement réalisé, l'orthopédiste appose une plaque qui maintient l'os en place. La plaque est enlevée dans un troisième temps, lorsque l'os a reconstruit sa diaphyse. Le plus souvent, l'allongement utilisant l'appareil de Wagner nécessite une greffe d'os. On utilise cette technique de préférence pour allonger l'os de la cuisse, le fémur.

APPAREIL DE TYPE ORTHOFIX®

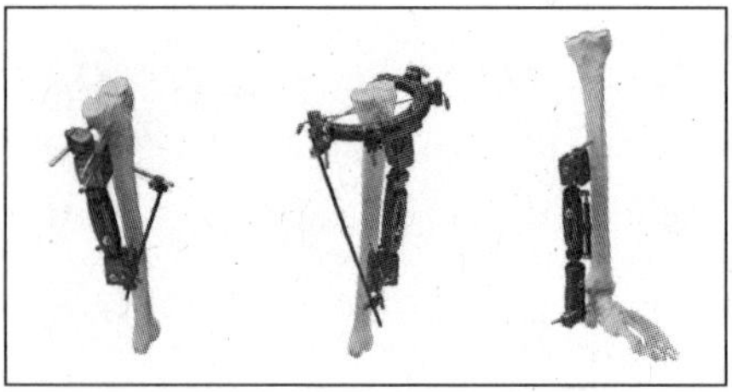

Figure 9 : Appareil de type Orthofix®.

Ce système de fixation, fabriqué originairement par la compagnie Orthofix®, comporte un seul côté. On le préfère pour allonger le fémur, car il est moins encombrant que l'appareil d'Ilizarov et facilite donc les déplacements du patient.

LE CLOU D'ALBIZZIA

Cet appareil existe depuis une quinzaine d'années. Contrairement aux trois autres, l'élément permettant de maintenir l'os en place pendant l'allongement n'est pas visible de l'extérieur. Une tige métallique traverse la diaphyse de l'os dans le sens de la longueur et le médecin ou le patient lui-même peuvent allonger le clou pour étirer l'os. L'allongement se fait en effectuant plusieurs rotations de la jambe par rapport à l'axe de rotation du genou. Cette méthode est moins douloureuse et les muscles et les tissus se rétablissent plus facilement. Ainsi, la période de rééducation est moins longue.

Cette technique améliore grandement le confort des patients: l'appareil n'est pas encombrant et facilite donc les déplacements. De plus, il n'y a pas à désinfecter régulièrement les broches.

Cependant, le « clou » est assez fragile et ne permet donc pas toujours au patient de remarcher rapidement après l'intervention chirurgicale. Or, cela remet grandement en cause la récupération des capacités physiques du patient à la fin de l'allongement. C'est pourquoi certains orthopédistes préfèrent les techniques utilisant un fixateur externe, plutôt que le clou d'Albizzia. On réserve plutôt l'allongement avec ce support pour compenser une différence de taille d'un segment osseux entre le côté droit et le côté gauche d'un patient et, le plus souvent, pour des adultes. De plus, pour l'allongement tibial, Jacques Caton constate qu'il faut pratiquer une greffe osseuse entre le troisième et le sixième mois chez environ la moitié des patients.

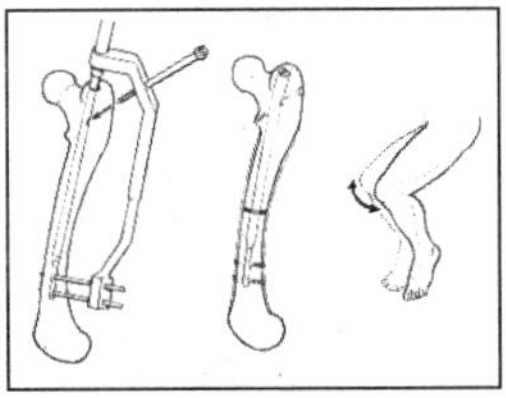

Figure 10: Le clou d'Albizzia. Après la mise en place du dispositif, le chirurgien effectue le premier tour de roue, d'un cran, en faisant une flexion de la hanche et du genou de 45° puis effectue une rotation interne et externe du membre. Chaque mouvement est accompagné d'un petit « clic » audible. Cinq manœuvres externes et internes sont faites trois fois par jour pour gagner un millimètre par jour.

Après l'intervention chirurgicale

Afin d'augmenter les chances de réussite du traitement, l'enfant devrait — idéalement — rester hospitalisé (en hôpital de jour) durant toute la durée de l'allongement, soit environ quatre semaines après chaque opération chirurgicale, s'il n'y a pas de complication. Ce séjour à l'hôpital comporte deux avantages. En premier lieu, cela permet une désinfection adéquate des broches (dans le cas des fixateurs externes) pour diminuer tout risque d'infection aux sites de pénétration des broches dans la peau. En second lieu, le patient peut alors être suivi par un physiothérapeute qui lui montre des exercices à effectuer régulièrement, dès le premier jour suivant l'opération chirurgicale. Ces exercices sont indispensables pour augmenter les chances de la personne opérée de retrouver sa capacité de marcher à la fin de l'allongement : les exercices de physiothérapie permettent aux articulations de la hanche et du genou de continuer à fonctionner (évitant une éventuelle raideur des articulations) et de renforcer la musculature du membre allongé. En plus, il faut se rappeler qu'en même temps que de l'os nouveau se forme, du muscle se crée. Les exercices de physiothérapie, qui aident également à renforcer ce nouveau tissu musculaire, commencent dès les premiers jours suivant l'intervention chirurgicale. L'enfant est très vite autorisé à remarcher, mais graduellement au cours des semaines qui suivent, il commence en remettant progressivement du poids sur la jambe opérée. Dans le cas d'un allongement bilatéral (sur les deux jambes en même temps), l'enfant utilise au début un fauteuil roulant, puis il marche en utilisant un appui partiel (marchette ou béquilles). Lorsque l'os est consolidé, il peut même faire du sport.

Durée du traitement et résultats attendus

En moyenne, l'allongement des os permet de gagner un millimètre par jour pour un maximum de 10 centimètres (4 pouces) par os étiré, ce qui correspond à un gain total maximum de 20 centimètres pour la taille globale de l'enfant. Ce maximum varie d'une personne à l'autre, selon son état de santé, la longueur initiale de l'os et la réaction au traitement. Après l'allongement, l'os doit guérir complètement pendant une période d'un mois par centimètre allongé. Ainsi, le traitement dure environ 30 mois pour l'allongement complet des membres inférieurs ! Et on augmente encore ce laps de temps en cas de complications.

Après l'allongement des jambes, il faut parfois entreprendre celui des bras. Celui-ci n'est pas systématique, mais on le propose lorsque les bras sont si courts que les gestes courants et importants de la vie quotidienne (aller seul aux toilettes et utiliser le papier toilette ; lacer ses chaussures, etc.) deviennent quasi impossibles à exécuter à cause de l'allongement des jambes. Cependant, s'il faut allonger également les bras, il faut alors compter presque deux ans supplémentaires de traitement !

Le succès de l'allongement des membres dépend beaucoup du suivi effectué après l'opération et durant toute la durée de l'allongement, ainsi que de la qualité des exercices de physiothérapie. Les complications sont également moins nombreuses quand l'allongement est modéré.

Les avantages et inconvénients du traitement

Les muscles, les nerfs, les artères et les veines s'allongent au même rythme que les os. La durée du traitement et le nombre de centimètres gagnés dépendent de la manière dont ces structures réagissent à l'allongement. Le traitement réussit en général assez bien. Les avantages sont nombreux : augmentation de la taille, correction des déformations, amélioration de l'indépendance et de l'estime de soi.

À noter que la technique d'allongement des os permet, en même temps que le gain de taille, de corriger l'éventuelle déformation des membres, comme une déviation de la jambe vers l'extérieur (valgus) ou vers l'intérieur (varus).

Cependant, ce traitement est très long et engendre de vives douleurs. De plus, l'enfant doit suivre des séances de physiothérapie plusieurs fois par semaine. Ces séances contribuent à augmenter les douleurs déjà présentes. On peut les atténuer un peu à l'aide d'analgésiques et de calmants, mais elles demeurent très vives et presque constantes pendant toute la durée du traitement.

En outre, les complications sont parfois majeures. Les orthopédistes les ont classées en trois catégories :

1. Aucune complication ou complication mineure guérie à la fin de l'allongement. Cette catégorie comprend essentiellement les douleurs que l'on peut soulager en partie par des analgésiques.
2. Complications avec addition d'un acte chirurgical qui n'était pas prévu au début, mais qui ne laisse pas ou peu de séquelles et ne compromet pas la poursuite du traitement.
3. Complications majeures, laissant des séquelles à la fin de l'allongement ou qui ne permettent pas de respecter le programme du traitement : retards de guérison, fractures, infection, paralysie, raideurs articulaires, perte de fonction du membre allongé, dislocation du genou et perte de sensibilité.

Lorsqu'on allonge quatre segments osseux (les deux tibias et les deux fémurs), environ deux patients sur trois éprouvent des complications de catégorie 2 et un patient sur trois éprouve des complications de catégorie 1 ; lorsque seuls les deux tibias sont allongés, quatre patients sur dix éprouvent des complications de catégorie 2 et six sur dix éprouvent des complications de catégorie 1. Dans tous les cas, les complications de catégorie 3 sont rares. Cependant, on peut dire globalement qu'un patient sur deux a besoin d'une nouvelle intervention chirurgicale en cours de traitement.

Les seules complications propres à un système d'allongement sont un blocage du mécanisme dans le cas du clou centromédullaire ou la rupture de broches dans le cas du système Ilizarov. Généralement, les complications appartiennent aux deux premières catégories, très rarement à la troisième. Même si elles paraissent moins graves, elles ne sont toutefois pas à négliger quand vient le temps de décider d'accepter ou non le traitement, car elles concernent en général une personne sur deux.

Accepter ou refuser le traitement ? Une décision à ne pas prendre à la légère

Au Québec, on ne propose plus ce traitement aux personnes de petite taille en raison de sa durée, de la douleur provoquée et de ses nombreux risques de complications ; on le réserve plutôt pour compenser une différence de taille entre les deux membres inférieurs. Cependant, on continue à le proposer dans certains pays d'Europe, dont la France et l'Italie.

Le choix de subir ou non ce traitement appartient à chacun. Nous constatons que les personnes de petite taille qui ont apprivoisé leur situation prennent les moyens pour adapter leur environnement afin que leur petite taille soit le moins possible un obstacle à leur bonheur et qu'elles puissent accomplir ce qu'elles ont à faire dans leur vie quotidienne et dans leurs activités. Dans ce cas, ces personnes ne voient habituellement aucun avantage à subir l'allongement des os, considérant que les risques et la souffrance que ce traitement peut engendrer sont plus grands que les avantages qu'elles pourraient en tirer.

Pour ceux et celles qui décident d'aller de l'avant avec l'allongement, celui-ci apporte de sérieux bénéfices sur le plan esthétique et sur le fonctionnement de l'adolescent, sur ses déplacements, etc. Cependant, comme pour l'hormone de croissance, il faut être bien conscient que ce traitement ne règle pas toutes les conséquences du nanisme et que certains autres signes physiques caractéristiques persistent. Il est donc vraiment important de s'assurer que l'enfant et ses parents prennent une décision éclairée avant de commencer. D'autant plus qu'il est évidemment impossible d'arrêter le traitement en cours de route! Or, tout l'ensemble de l'allongement des quatre membres peut nécessiter jusqu'à quatre années.

Pour toutes ces raisons, le patient doit être en bonne santé, jeune (adolescent ou jeune adulte), mais suffisamment mature pour bien comprendre le traitement, ses enjeux, les complications éventuelles et être conscient que le traitement est long et douloureux. Le jeune et sa famille doivent être très motivés et solides sur le plan psychologique pour supporter cette épreuve. De plus, un climat de confiance doit régner entre le chirurgien qui fait l'opération, son patient et sa famille. Tout au long du processus, le médecin joue souvent le rôle de confident, de psychologue et de motivateur. Le soutien moral que le jeune reçoit joue un rôle très important dans la réussite du traitement.

Physiothérapie

Le physiothérapeute évalue et traite une variété de conditions, dont celles qui sont reliées au système musculosquelettique (comprenant les muscles, les os et les articulations) et au système neurologique. Ce spécialiste intervient auprès de personnes de tous âges qui sont nées avec des malformations musculosquelettiques, qui ont des retards sur le plan neuromoteur ou qui ont eu un accident de sport ou de travail. La réadaptation permet aux personnes de maximiser leurs capacités ou de compenser leurs incapacités. En pédiatrie, ce professionnel stimule, entre autres, la motricité globale.

Les conséquences du nanisme sur le développement de l'enfant dépendent en grande partie de sa cause. Ainsi, chez un enfant achondroplase, le physiothérapeute adapte ses interventions au stade de développement de la motricité globale, selon le degré d'hypotonie et d'hyperlaxité et selon les déformations existantes. Pour simplifier les explications, nous suivrons donc le développement de l'enfant en fonction de son âge.

La première rencontre se fait le plus tôt possible, même à quelques semaines de vie. Les thérapies habituelles se poursuivent au rythme requis, au moins jusqu'à l'acquisition de la marche. De plus, on donne aux parents des conseils de stimulation pour que l'enfant acquière le contrôle de la tête et du tronc et puisse ainsi apprendre à se tenir assis et à se déplacer. Lorsqu'un enfant a une forte hypotonie et qu'il a de la difficulté avec le maintien postural, on rapproche les visites. Ensuite, le physiothérapeute effectue un contrôle de sa condition tous les mois, puis tous les deux mois, selon les besoins de l'enfant.

Tant que l'enfant n'a pas acquis un bon contrôle du tronc en position assise, il présente souvent une cyphose (dos rond). On recommande le port d'un corset en fonction du degré de cyphose ou d'hypotonie, quand le bébé est assis, debout, à genoux ou dans toute autre position contre-gravité. L'enfant ne porte pas son corset pendant la nuit. Lorsqu'il est capable de se tenir debout seul, cela signifie généralement que son corps est devenu assez fort pour maîtriser la cyphose. Le médecin évalue le moment opportun pour cesser le port du corset.

On recommande la position sur le ventre durant les périodes d'éveil pour renforcer les bras et les muscles qui permettent l'extension du cou et du dos. Le physiothérapeute donne des conseils de positionnement pour faciliter la position ventrale, qui est maintenue selon la tolérance de l'enfant. De plus, le physiothérapeute peut suggérer des exercices de positionnement pour renforcer les muscles des bras et des épaules, et ceux qui sont situés entre les deux omoplates.

Les bébés achondroplases connaissent fréquemment un autre problème, la sténose cervicale, c'est-à-dire une compression de la moelle épinière à la base du crâne. Cette compression occasionne souvent des apnées du sommeil. La nuit, on recommande donc de coucher le bébé sur le dos pour éviter ce problème.

De plus, afin de favoriser un bon parallélisme de tout le corps, les physiothérapeutes et les ergothérapeutes aident les parents à modifier la chaise haute, la poussette et autres dispositifs dans lesquels on assoit les enfants afin d'adapter ces objets à leur condition. Le positionnement doit être adapté non seulement à la croissance de l'enfant, mais aussi à ses besoins et à ses activités.

Les enfants de petite taille ont souvent des problèmes de hanches : ils ne peuvent pas étendre complètement les hanches, en raison d'une raideur des muscles fléchisseurs, et leurs fesses ressortent vers l'arrière (lordose). La lordose s'accentue quand on met les enfants en position debout. Le physiothérapeute enseigne des exercices pour assouplir les muscles fléchisseurs des hanches et les muscles du bas du dos. On doit faire ces exercices tous les jours pour obtenir des résultats satisfaisants.

Cette gymnastique quotidienne est contraignante. Souvent, les parents d'enfants de petite taille sont déjà débordés à essayer de concilier le travail, la vie de famille et les heures supplémentaires qu'ils doivent accorder à leur enfant pour ses rendez-vous médicaux, pour suivre son rythme, etc. Dans cet emploi du temps surchargé, on néglige souvent la prévention par les exercices de physiothérapie. D'autant plus que, au moment où ces exercices sont prescrits, l'enfant ne souffre pas encore. Pourtant, cette discipline est primordiale si l'on veut éviter bien des douleurs au futur adolescent.

Ce message de prévention, qui a du mal à être entendu lorsqu'il est transmis par des professionnels de la santé, est davantage compris lorsque c'est un jeune adulte de petite taille qui le transmet à ses semblables. Les jeunes qui vont en consultation au centre de réadaptation ont l'occasion de parler avec d'autres jeunes qui attendent l'heure de leur rendez-vous. Également, l'Association québécoise des personnes de petite taille vient en aide aux jeunes de petite taille en leur permettant, par des activités ou d'autres moyens, de rencontrer des personnes qui vivent les mêmes problèmes. Ceux-ci peuvent partager leur expérience avec les jeunes de petite taille et leur donner des conseils pour éviter des conséquences fâcheuses sur leur santé à l'adolescence. Ainsi, ils peuvent soit témoigner qu'ils ont suivi avec application les recommandations de leur thérapeute et s'en trouvent réjouis soit, au contraire, qu'ils regrettent de ne pas avoir fait leurs exercices quotidiens dans le passé et qu'ils éprouvent maintenant de grandes douleurs.

Enfin, si l'enfant doit se déplacer sur de longues distances, il est important de respecter son endurance et ses signes de fatigue. Les longues distances augmentent l'usure des articulations, surtout aux hanches et aux genoux. Ces enfants éprouvent aussi souvent des problèmes d'obésité, ce qui accentue la pression sur leurs articulations. Les lecteurs trouveront des conseils pour maintenir la forme physique dans la section « Restrictions dans les activités sportives » du chapitre 2 « Un enfant de petite taille dans la famille ». On suggère parfois l'utilisation d'un fauteuil roulant pour les déplacements sur de longues distances, afin de favoriser les sorties de l'enfant avec sa famille ou avec ses semblables.

Enfin, avec les années, des déformations osseuses s'installent. Celles-ci entraînent des problèmes de parallélisme, surtout aux membres inférieurs. Lorsque ces problèmes sont sévères ou qu'ils entraînent de vives douleurs, l'intervention chirurgicale orthopédique est indiquée. On recommande alors, avant l'intervention, de s'adonner à un bon entraînement musculaire, tandis qu'après, une réadaptation active s'impose.

Ergothérapie

L'ergothérapeute peut commencer à travailler auprès d'un enfant de petite taille dès ses premiers mois si l'hypotonie est très accentuée ou si l'enfant présente un retard de développement considérable. Le cas échéant, le spécialiste continue à suivre l'enfant pendant toute sa vie. C'est pourquoi il nous semble très important d'expliquer brièvement en quoi consiste son travail et en quoi ce spécialiste peut être utile, tout particulièrement à un enfant de petite taille.

Le rôle de l'ergothérapeute auprès des personnes de petite taille consiste à leur permettre d'atteindre un maximum d'autonomie, autant dans leurs activités quotidiennes (tâches domestiques, hygiène personnelle, préparation des repas, etc.) que dans leur travail ou leurs loisirs. À ce titre, l'ergothérapeute intervient essentiellement dans deux domaines : la réadaptation physique de la personne et l'adaptation de son environnement et de ses activités à ses capacités.

Ainsi, à moins de grandes difficultés vécues par l'enfant de petite taille, une des premières interventions de l'ergothérapeute consiste à donner des conseils aux parents pour rendre le siège d'auto pour enfants plus confortable et sécuritaire pour leur enfant, compte tenu de sa condition particulière : le siège d'auto doit être bien adapté et il est essentiel de surveiller la position de la tête du bébé. Celui-ci doit être installé dos à la route afin d'éviter que sa tête bascule vers l'avant en cas de freinage brusque. Lorsque l'enfant présente une hypotonie, on place le siège de cette façon jusqu'à un âge plus avancé que pour les autres enfants. De plus, ce siège doit être suffisamment incliné pour qu'il n'y ait pas d'espace entre la nuque du bébé et le siège-auto. L'ergothérapeute n'est pas autorisé à modifier la structure du siège, mais il peut suggérer, par exemple, de rouler une serviette et de l'installer dans le siège de façon à réduire sa profondeur ou sa largeur. Il explique également aux parents comment l'attacher en toute sécurité dans l'auto.

Plus tard, lorsque l'enfant commence à s'asseoir, l'ergothérapeute donne des conseils aux parents pour bien positionner l'enfant dans sa chaise haute. Lorsque l'enfant commence à être en âge de prendre un peu d'autonomie, l'ergothérapeute lui montre des manières de contourner certaines des difficultés qu'il rencontre lorsqu'il veut s'habiller seul. En effet, l'enfant qui a un nanisme disproportionné a un tour de tête plus large que la moyenne et a de la difficulté à enfiler un chandail; ses bras plus courts atteignent difficilement ses pieds, ce qui complique différentes actions, comme lacer des chaussures, enfiler des bas, enlever ou mettre un pantalon. Plus tard encore, l'ergothérapeute doit, dans le cas où l'enfant présente des bras plus courts, lui montrer une manière adaptée à sa morphologie et à ses capacités, de s'essuyer seul lorsqu'il va aux toilettes. L'enfant de petite taille risque donc d'apprendre à exécuter tous ces gestes de la vie quotidienne plus tard qu'un enfant de taille normale.

Les enfants achondroplases possèdent des mains aux doigts plus courts, souvent en trident (les 3e et 4e doigts sont écartés) et présentent parfois une **hyperlaxité*** ligamentaire (défaut de tension des ligaments qui rend instable l'articulation). En raison de ces caractéristiques anatomiques, ces enfants éprouvent souvent une certaine maladresse qui retarde leur apprentissage dans différentes activités de motricité fine: écrire, visser ou dévisser, manipuler des petits objets à l'intérieur de la main, découper. L'ergothérapeute doit donc faire faire à l'enfant des exercices pour renforcer sa musculature et améliorer sa dextérité, ce qui lui permet ensuite d'accomplir ces gestes plus facilement.

Lorsque l'enfant est plus âgé, il se peut qu'il développe des difficultés pour se déplacer sur de longues distances. Dans cette éventualité, l'ergothérapeute, en tenant compte de l'évaluation fonctionnelle de la marche faite par le physiothérapeute, peut se demander si l'enfant a besoin d'un fauteuil roulant. Le spécialiste prend alors les mesures de l'enfant, pour s'assurer que son fauteuil sera conforme à sa taille et à ses dimensions. Ensuite, il envoie la demande de fauteuil roulant aux instances qui décident de l'octroi des aides techniques.

C'est également l'ergothérapeute qui, plus tard, s'occupe d'évaluer les besoins de l'enfant pour adapter son environnement à l'école ou au domicile de ses parents, afin de lui permettre de se déplacer seul et en toute sécurité. L'ergothérapeute peut aussi recommander l'achat de différentes aides techniques et suggérer des modifications matérielles pour faciliter l'autonomie de l'enfant (abaisser les crochets, les lavabos, les étagères, etc.). Au besoin, ce spécialiste fournit une évaluation fonctionnelle de l'enfant et participe aux démarches pour que les parents tirent avantage des différents programmes gouvernementaux (adaptation de domicile, octroi d'aides techniques, vignette de stationnement, etc.).

Quand l'enfant devient jeune adulte, prêt à travailler, c'est encore l'ergothérapeute qui vient évaluer ses besoins sur son lieu de travail pour s'assurer que son environnement est adapté à ses capacités, ainsi que ses tâches et, parfois, ses horaires. Enfin, tout comme il le fait pour le domicile des parents, l'ergothérapeute veille à faire adapter le domicile de l'adulte de petite taille lorsqu'il vit dans son propre logement.

Ostéopathie

Les premiers concepts de l'ostéopathie ont été mis au point en 1874 par un médecin américain, Andrew Taylor Still. Pour lui, comme pour tous les ostéopathes, ce ne sont pas les symptômes qui sont intéressants, mais plutôt leur cause. Au Québec, les premiers balbutiements de l'ostéopathie remontent à la fin des années 50, mais ce n'est qu'en 1981 que fut fondé le premier établissement d'enseignement de cette discipline.

Même si cette pratique est vieille de plus d'un siècle, on en parle peu. Or, de plus en plus de parents confient leur enfant de petite taille aux soins d'un ostéopathe. C'est pourquoi il nous semble important de présenter ici cette discipline, afin de la faire connaître un peu mieux, de la démystifier et d'expliquer aux parents et aux intervenants ce qu'elle peut apporter comme bienfaits à un enfant de petite taille. L'ostéopathie pourrait bien leur apparaître comme une option de soin complémentaire aux autres traitements.

L'objectif de l'ostéopathe est de redonner aux personnes qui le consultent une certaine mobilité, de diminuer les tensions musculaires ou les douleurs articulaires. L'ostéopathe porte son attention sur différentes structures qui composent le corps: colonne vertébrale, os, muscles, ligaments, viscères, organes. Il travaille uniquement avec ses mains.

Les personnes vont voir un ostéopathe parce qu'elles observent certains symptômes, en général des douleurs dans certaines parties du corps. Le thérapeute cherche alors à déterminer l'origine de ces symptômes. Il pose plusieurs questions à son patient: a-t-il subi une chute, un accident, a-t-il eu des opérations chirurgicales, ressent-il des troubles digestifs, quelle est sa profession, quelle est sa posture lorsqu'il travaille, etc. ? Il essaie également de savoir si la personne a vécu des traumatismes physiques ou des troubles physiologiques qui lui auraient laissé des séquelles physiques.

L'ostéopathe peut s'occuper de personnes de tous âges, allant jusqu'à des bébés d'une semaine ou deux! Lorsque des parents consultent pour des bébés naissants, l'ostéopathe pose des questions sur le poids du bébé à la naissance, la durée et le déroulement de la grossesse et de l'accouchement, est-ce qu'il y a eu césarienne, est-ce qu'on a utilisé des forceps, etc. ?

Le spécialiste poursuit son investigation, d'abord par une observation visuelle de la personne afin d'évaluer sa posture et de repérer d'éventuels défauts dans sa manière de se tenir assise ou debout, etc. Il effectue ensuite une palpation pour détecter des tensions ou un manque de mobilité dans les différentes structures du corps qui lui permettront d'identifier quelles parties sont à l'origine de la douleur.

Parfois, les questions et l'investigation par la palpation semblent bien loin du problème signalé au thérapeute ou de la partie du corps qui fait mal. Par exemple, si une personne signale une douleur à l'épaule, le thérapeute peut vérifier le crâne et le foie. En fait, les ostéopathes considèrent le corps dans sa globalité, un symptôme pouvant avoir des causes multiples, parfois très éloignées de l'organe ou du membre douloureux : selon eux, un problème de foie peut très bien occasionner des douleurs à l'épaule !

Ensuite, le thérapeute commence le traitement, qui consiste à appliquer une pression graduelle sur une structure (viscère, articulation) pour lui redonner de la mobilité. Cette pression s'exerce de manière lente, pour ne pas brusquer le corps et lui laisser le temps de s'adapter à chaque étape du traitement. Avant de continuer, le thérapeute s'assure qu'il n'engendre pas de douleur et que le corps réagit bien.

L'ostéopathe ne peut modifier certaines caractéristiques des personnes dont le problème est chronique. Ainsi en est-il de l'enfant de petite taille. L'ostéopathe ne guérira pas les problèmes liés à son nanisme : membres courts, disproportion du tronc, taille de la tête, etc. Les parents d'enfants achondroplases viennent le voir davantage pour essayer de stimuler le développement moteur de leur enfant. L'ostéopathe travaille alors par exemple sur son cou, son crâne et son bassin pour lui redonner le plus de potentiel possible dans ses mouvements et ses déplacements, pour lui permettre de s'asseoir et de se relever plus rapidement, pour faciliter son port de tête et lui donner plus d'autonomie.

Chez les enfants de petite taille, l'ostéopathe peut également diminuer les risques d'otites en facilitant le drainage de l'oreille pour éviter la congestion dans l'oreille moyenne, ce qui occasionne des infections. Il peut régler aussi les problèmes de malocclusion dus à la forme du visage et au mauvais alignement entre les deux maxillaires, inférieur et supérieur. Chez l'enfant, les os du crâne sont assez malléables. Or, le maxillaire suit un peu la forme du crâne. Ainsi, l'ostéopathe, en travaillant sur le crâne et, parfois, directement sur les dents, peut réussir à corriger une malocclusion. Cependant, ce traitement a plus de chances de réussir si on le commence avant l'âge de 10 ou 12 ans. Enfin, le fonctionnement du système digestif est régi par plusieurs nerfs, dont le « nerf vague », qui passent juste à la base du crâne, dans un trou appelé « trou déchiré postérieur », à côté du trou occipital. Or, chez les enfants achondroplases ces trous sont souvent trop étroits durant leur première année de vie et peuvent ainsi comprimer les nerfs qui passent au travers. Si le nerf vague est comprimé, cela peut entraîner différents problèmes digestifs, des coliques ou de la constipation, des reflux gastriques. L'ostéopathe peut agir pour diminuer ces symptômes.

Quant aux adultes de petite taille, ils viennent voir un ostéopathe, le plus souvent, en raison de douleurs au bas du dos dues à la compression de nerfs, comme le nerf sciatique, ou pour des douleurs articulaires. L'ostéopathe essaie alors de diminuer la pression sur le bas du dos en travaillant sur cette partie, mais aussi sur le bassin, sur la base du crâne et, souvent, sur l'abdomen. Chez les enfants de petite taille, on peut accomplir le même travail en prévention, pour diminuer les risques, plus tard à l'adolescence, de compression des fibres nerveuses dans la région du bas du dos.

Enfin, tous ces traitements ne s'excluent pas mutuellement et, parfois, une combinaison de plusieurs sortes de traitements peut s'avérer bénéfique pour l'enfant.

> *J'ai essayé l'ostéopathie et la physiothérapie pour soulager sa lordose lombaire. L'ostéopathie pour les otites à répétition s'est avérée efficace, mais l'opération était néanmoins inévitable pour permettre à mon enfant de bien entendre. Je lui fais des massages énergisants lorsqu'il a des douleurs aux jambes et au dos. Je crois beaucoup en la médecine alternative et, selon les dernières radiographies, cela s'est avéré très efficace.*

Importance du suivi médical de l'enfant et de l'adulte

Le suivi médical d'un enfant de petite taille commence dès qu'on pose le diagnostic, parfois dès les premiers jours qui suivent la naissance. Que l'on identifie ou non la forme de nanisme, les différents spécialistes et le pédiatre, en particulier, procèdent à un suivi médical régulier pour surveiller l'évolution de plusieurs paramètres du développement de l'enfant. Les spécialistes sont alors en mesure d'identifier les problèmes éventuels pour entreprendre le plus rapidement possible les traitements permettant de les corriger. Les critères sur lesquels les spécialistes portent davantage leur attention varient en fonction de l'âge de l'enfant[18].

18. Les renseignements concernant les différents points d'observation en fonction de l'âge de l'enfant sont tirés de l'article « *Health Supervision for Children With Achondroplasia* », T.L. Trotter et al. Pediatrics 2005 116 (3): 771-83.

De 1 mois à 1 an : le nourrisson

Le pédiatre mesure fréquemment le tour de tête pour détecter une éventuelle hydrocéphalie, il surveille la croissance, la taille et le développement de l'enfant, ainsi que les signes pouvant annoncer une compression cervicale. Il vérifie si l'enfant présente une hypotonie et si ses réflexes sont satisfaisants ; il surveille la présence d'otites et la capacité auditive de l'enfant. Enfin, il regarde s'il présente une cyphose et observe l'évolution de celle-ci pour estimer la nécessité de porter un corset.

De 1 an à 5 ans : la petite enfance

Le pédiatre continue à surveiller la croissance, la taille et le développement de l'enfant, le tour de tête et la cyphose. Cette dernière disparaît parfois, lorsque l'enfant est capable de supporter son poids. Le spécialiste surveille aussi la courbure des jambes et les hanches pour prévenir l'apparition d'une hyperflexion des hanches. Il continue à s'assurer qu'il n'y a pas d'otite. Si l'enfant souffre d'otites à répétition, cela peut retarder chez lui le développement du langage. Le spécialiste essaie donc de détecter un éventuel retard dans ce domaine. Il continue à estimer l'importance de l'apnée du sommeil, si elle est déjà présente. Enfin, le reflux gastro-œsophagien est fréquent. Lorsque tel est le cas, le spécialiste s'assure qu'il ne devient pas trop violent.

De 5 ans à 13 ans : la fin de l'enfance

Le pédiatre continue à surveiller la croissance, la taille et le développement de l'enfant, mais il commence aussi à se préoccuper de son adaptation sociale. Il commence également à mettre l'accent sur la maîtrise du poids. Il surveille toujours les apnées du sommeil et les capacités auditives. Il vérifie aussi la qualité des réflexes, mais à cet âge, il le fait davantage pour détecter une éventuelle sténose spinale lombaire (et non cervicale).

De 13 ans à 21 ans et plus: de l'adolescence au début de l'âge adulte

À cet âge-là, le médecin se limite plutôt à surveiller la croissance, le régime alimentaire et les symptômes qui pourraient annoncer une compression spinale ainsi que la présence d'apnées du sommeil.

Les enfants de petite taille sont généralement bien suivis par les professionnels de la santé dans les centres hospitaliers et les centres de réadaptation pédiatriques. Le nombre de spécialistes qui s'intéressent à cette clientèle a augmenté avec les années. Il existe aussi de plus en plus d'équipes multidisciplinaires (regroupant différentes spécialités médicales) pour prendre en charge ces enfants et se concerter pour leur suivi médical et les décisions à prendre concernant leur santé.

Mais le suivi dans les centres pédiatriques s'arrête le plus souvent à l'âge de 18 ans, quelquefois 21 ans. Pourtant, il ne faudrait vraiment pas négliger le suivi des personnes de petite taille à l'âge adulte.

LES SPÉCIALISTES LES PLUS SOUVENT SOLLICITÉS PAR LES ADULTES DE PETITE TAILLE

Médecin généraliste	66,7 %
Orthopédiste	54,2 %
Dentiste	54,2 %
Pédiatre	54,2 %
Ergothérapeute	50,0 %
Physiothérapeute	37,5 %
Optométriste	37,5 %
Physiatre	37,5 %
Généticien	33,3 %
ORL (système auditif)	29,2 %

Nous n'insisterons jamais assez sur le fait que le nanisme est une condition permanente : tous les traitements et les interventions chirurgicales offerts de nos jours contribuent à diminuer les conséquences du nanisme sur la condition physique de la personne de petite taille, mais celle-ci ne guérira jamais du nanisme. À l'âge adulte, elle continuera donc à ressentir des séquelles de sa condition. Dans l'enquête menée en 2005 par l'Association québécoise des personnes de petite taille (*voir l'encadré à la page 91*), les adultes de petite taille ont mentionné le plus fréquemment une dizaine de spécialistes différents. Cela ne signifie pas que chaque personne était suivie régulièrement par dix spécialistes, mais ce sont les professionnels de la santé à qui les personnes de petite taille ont le plus souvent recours. Dans des cas exceptionnels, une seule personne pourrait cependant être suivie par ces dix spécialistes !

Malheureusement, nous constatons un grand manque de spécialistes qui connaissent le nanisme et ses conséquences physiques parmi ceux qui s'occupent des adultes de petite taille. De plus, il n'existe pas de clinique multidisciplinaire, comme pour les enfants. Cette lacune augmente la difficulté d'avoir un suivi régulier à l'âge adulte. Or, quand l'adulte de petite taille n'est pas suivi de façon adéquate ou régulière, il a tendance à consulter un médecin seulement lorsqu'il constate un sérieux problème de santé. Dans ces conditions, il est impossible d'agir de manière préventive. Au moment de la consultation, le problème constaté est parfois rendu trop grave pour que le médecin puisse intervenir efficacement.

Ce suivi est encore plus important lors du vieillissement de la personne. Comme nous l'avons mentionné, quelle que soit la cause du nanisme, l'espérance de vie est souvent la même que pour la population en général. Cependant, on connaît encore mal les effets du vieillissement sur les personnes qui vivent avec le nanisme. Il est donc primordial que la personne consulte un médecin régulièrement durant toute sa vie.

Il faut du temps pour préparer la transition de la prise en charge d'un enfant des services pédiatriques vers les services pour adultes. Il est donc recommandé de ne pas commencer les démarches à la dernière minute. Pour faciliter les chances d'un bon suivi de l'enfant à l'âge adulte, il faut s'en occuper assez tôt, idéalement dès l'adolescence. Les parents doivent se renseigner sur deux points principaux:

- Est-ce que l'hôpital pédiatrique qui garde le dossier de leur enfant a mis en place un processus de transition pour transférer son dossier dans un hôpital pour adultes dans lequel il y aurait des spécialistes du nanisme?
- En cas de réponse négative, ils doivent demander à chacun des spécialistes qui suit leur enfant (neurochirurgien, orthopédiste, etc.) s'il peut leur recommander un de ses confrères. Sinon, ils peuvent aussi s'adresser à l'Association québécoise des personnes de petite taille. Le personnel de cette association peut sans doute leur suggérer une liste de médecins ou d'autres professionnels de la santé dans leur région.

Nous encourageons également les parents à entreprendre ces démarches s'ils déménagent et changent de ville ou de région. Ce conseil s'adresse aussi aux adultes qui vivent avec le nanisme.

Enfin, étant donné qu'il existe une pénurie de médecins spécialistes, il devient d'autant plus difficile d'en trouver qui connaissent le nanisme. Nous souhaitons donc préciser que, devant une telle situation, il vaut toujours mieux un bon suivi par un médecin généraliste que pas de suivi du tout. D'autant plus que certains problèmes de santé concernant les adultes sont communs à toutes les personnes, vivant ou non avec le nanisme, et ne nécessitent donc pas de traitement particulier propre au nanisme. Nous pensons par exemple aux besoins concernant la gynécologie, la diminution de la densité osseuse des femmes ménopausées, l'hypertension, etc. Nous pouvons aussi nuancer ce besoin en ce qui concerne les opérations chirurgicales. En effet, dans certaines situations, que la personne ait ou non le nanisme, le traitement proposé est le même. C'est le cas, par exemple, du traitement consistant à poser une dérivation pour corriger l'hydrocéphalie. L'origine du problème est différente, propre au nanisme, mais le traitement est identique pour toutes les personnes. Enfin, certains problèmes de santé (compression de la moelle épinière, pied bot) reliés au nanisme sont communs à d'autres déficiences physiques. Ainsi, les adultes de petite taille peuvent être suivis pour certains problèmes de santé propres à leur condition par des spécialistes qui connaissent très bien d'autres déficiences physiques engendrant ces mêmes problèmes.

Désir d'enfant et grossesse des futures mamans de petite taille

Désir d'enfant

Le désir d'enfant est bien légitime et finit toujours par se poser dans un couple. Toutefois, lorsque celui-ci risque de mettre au monde un enfant de petite taille, la réflexion autour du choix d'avoir ou non un enfant prend d'autres proportions.

Devant un tel choix, nous pouvons distinguer deux situations de couple qui entreprendront les mêmes démarches, à commencer par une visite chez un généticien, mais dont l'approche sera différente : des personnes de taille normale qui ont déjà un enfant de petite taille et envisagent une deuxième grossesse ; un couple dont un des conjoints (ou les deux) est de petite taille.

Pour le couple de taille normale, le fait d'avoir déjà eu un premier enfant de petite taille et de ne pas savoir ce que l'avenir lui réserve, s'il peut vivre une vie dont il sera fier, pèsera sans doute beaucoup dans leur décision. Ils ne voudront sans doute pas courir le risque d'avoir un autre enfant de petite taille. Toutefois, ce qui compte surtout, c'est que ces parents consacrent déjà une grande partie de leur temps à leur premier enfant de petite taille, en particulier pour les rendez-vous médicaux, qui sont nombreux pendant les premières années. La venue d'un autre enfant de petite taille viendrait alors grandement perturber l'emploi du temps des parents, ce qui peut remettre aussi en question le désir d'avoir d'autres enfants.

> *La condition d'Émilien a remis en question « oui et non » la venue possible d'un autre enfant. J'aurais été d'accord, mais mon conjoint a dix ans de plus que moi. Il approchait la cinquantaine et ne voulait pas un autre enfant. Si Émilien n'avait pas été de petite taille, cela aurait été plus facile. Si j'avais eu un deuxième enfant avec la condition d'Émilien, j'aurais dû m'arrêter de travailler : les deux premières années, il y a beaucoup de rendez-vous médicaux.*

D'autant plus, effectivement, qu'un parent qui a déjà eu un enfant de petite taille risque fort d'en avoir un deuxième. Parfois, ce risque remet aussi en question l'envie d'agrandir la famille:

> *J'ai eu Jalil trois ans après la naissance de Karim. Je voulais quatre enfants, mais le généticien m'a avertie que j'avais 5 % de probabilité d'avoir un autre enfant comme Karim ou pire. Comme je ne voulais pas que Karim soit seul, j'ai décidé d'en avoir seulement un autre. Il ne faut pas provoquer le malheur.*

D'un autre côté, dans les couples où l'un des deux est de petite taille, s'ils pensent avoir un enfant, c'est sans doute qu'ils sont convaincus que la vie peut être belle et enrichissante, même avec une déficience physique congénitale. Par conséquent, ils acceptent aussi d'avoir un enfant de petite taille. Ainsi, s'ils choisissent d'avoir un enfant, ils iront consulter un généticien, davantage pour évaluer leur risque d'avoir un enfant avec une forme de nanisme beaucoup plus grave que celui du ou des parents.

> *Notre fille a 13 mois maintenant. Nous avions planifié un bébé pour 2006. Depuis le début de ma relation avec mon conjoint, je lui avais parlé des possibilités de transmission du nanisme et de l'accouchement par césarienne. Lorsque le temps a été venu pour nous d'avoir un bébé, nous avons discuté longuement de ce que nous aurions voulu vraiment faire si notre enfant avait été de petite taille. Même si la petite taille n'est pas un problème en soi, la possibilité d'avoir un enfant avec des complications physiques et des suivis médicaux fréquents n'est pas à prendre à la légère.*
>
> *Nous avons craint un peu d'avoir un enfant de petite taille, mais nous avions décidé de ne pas faire d'amniocentèse et de voir à l'échographie de la 26e semaine si notre enfant allait être de petite taille ou non. Nous n'avions pas envisagé une interruption de grossesse si le bébé avait cette condition. Nous avons vu que notre fille était de taille normale.*
>
> *Nous voulions savoir si l'enfant pouvait avoir les deux gènes défectueux. Nous pensions que si l'enfant survivait avec les deux gènes, il serait lourdement handicapé. Ça ne nous tentait pas; dans ce cas, nous aurions interrompu la grossesse.*

En revanche, certaines personnes de petite taille choisissent de ne pas avoir d'enfant parce qu'elles trouvent que leur vie a été rendue trop difficile par leurs limitations et leur condition de santé. Ils ne veulent pas courir le risque d'avoir un enfant de petite taille. Ces personnes ne consultent donc même pas un généticien. Ainsi, ou bien ils mettent une croix sur leur désir d'enfant et choisissent d'autres moyens de donner une valeur à leur vie, ou bien ils optent pour l'adoption.

Consultation en génétique

Pour les aider à prendre une décision, les conjoints consultent d'abord un généticien pour connaître leur probabilité de mettre au monde un enfant de petite taille. Au préalable, il faut idéalement qu'ils connaissent la forme de nanisme qui, selon leur situation, affecte leur enfant, ou le ou les futurs parents de petite taille. Sinon, c'est au généticien de les aider à poser un diagnostic. Cette première étape est primordiale, car le généticien base son analyse sur ce diagnostic pour estimer les risques des parents de transmettre le nanisme à leur enfant.

L'obtention des résultats survient après une période d'attente très longue. Parfois le généticien est même dans l'impossibilité de proposer un diagnostic. Dans ce cas, il ne peut pas déterminer quel gène est défectueux et donc évaluer le risque des parents de le transmettre à leur enfant.

> *Nous avons consulté un généticien en avril 2004. On nous a fait une prise de sang pour analyser notre ADN et on nous a pris des radiographies de la tête au pied. Nous avons dû aussi donner des photos de nous lorsque nous étions enfants, sur lesquelles on voyait nos membres, pour que les généticiens puissent faire une comparaison et se prononcer sur un diagnostic. Les spécialistes ont cherché une mutation sur mes chromosomes selon le diagnostic de pseudoachondroplasie, mais ils n'ont pas trouvé de mutation. L'analyse a été faite par trois laboratoires différents. Mon conjoint n'a pas eu de test génétique, car sa forme de nanisme est trop rare; les généticiens n'ont pas de référence. Nous avons finalement attendu trois ans pour apprendre que les spécialistes ne pouvaient se prononcer sur notre risque de transmettre le nanisme à notre enfant.*

Possibilité d'adoption

L'adoption représente une option pour les parents qui veulent vraiment avoir un enfant, mais qui craignent de lui transmettre le nanisme ou d'avoir un enfant avec une forme de nanisme très grave. La décision d'adopter est complexe et demande une grande réflexion de la part du couple.

> *Nous pensons peut-être à l'adoption. Nous avons tous les papiers, mais nous n'avons pas encore pris de décision.*

Pour certains, cette option ne convient pas à leur projet de vie:

> *Nous voulions un enfant, nous l'aurions voulu plus jeune, mais cela n'avait pas marché, pendant des années. Je n'étais pas pour l'adoption, je voulais que l'enfant vienne de moi.*

Pour les futurs parents qui choisissent l'adoption, deux options principales s'offrent à eux: l'adoption locale d'un enfant qui vit au Québec ou l'adoption internationale d'un enfant qui vit dans un pays étranger. L'objet de cet ouvrage n'étant pas l'adoption, nous n'entrerons ni dans les détails de ces deux types d'adoption ni dans leurs enjeux ou leurs défis respectifs. Cependant, nous estimons qu'il est important, dans une section concernant le désir d'enfants, de renseigner les couples qui choisiraient cette option, car il n'est pas toujours facile de savoir où s'adresser pour entamer le processus.

Au Québec, l'adoption dépend de deux organismes différents: le Secrétariat de l'adoption internationale pour l'adoption internationale, et les Centres jeunesse du Québec pour l'adoption locale. Tous les renseignements pratiques pour communiquer avec ces organismes sont répertoriés dans la section « Ressources », à la fin du présent ouvrage. Les couples intéressés par l'adoption y trouveront également la référence d'un site Internet très complet sur lequel ils trouveront tous les renseignements généraux concernant les démarches à entreprendre pour adopter un enfant, mais aussi les dernières nouvelles concernant d'éventuels changements dans les critères imposés par les pays étrangers pour adopter leurs enfants, ainsi que de nombreux témoignages sur des sujets très variés: relations entre l'enfant adopté et sa famille d'accueil, relation avec la famille et le pays d'origine, préjugés et racisme, etc. On peut également y lire des témoignages de personnes adoptées.

Quand un couple choisit de se tourner vers l'adoption pour fonder une famille, il doit être persévérant et patient : en général, l'attente est très longue, que l'on veuille adopter un enfant au Québec ou à l'étranger. C'est pourquoi il est fortement conseillé de ne pas trop attendre avant d'entreprendre ces démarches.

On avait déjà discuté de l'adoption en cas de problème. Nous étions ouverts à cette possibilité, mais le prix et le temps d'attente sont assez décourageants.

Grossesse : suivi et accouchement

Il est tout à fait possible pour une femme de petite taille de mener à terme une grossesse, que l'enfant à venir soit aussi de petite taille ou de taille normale. Cependant, les mères de petite taille ont souvent de nombreuses inquiétudes par rapport au déroulement de la grossesse, à l'accouchement et à la possibilité d'avoir une anesthésie par péridurale. Un médecin gynécologue obstétricien est le spécialiste désigné pour répondre à ces questions.

J'ai rencontré une gynécologue obstétricienne de l'hôpital Sainte-Justine au début de la grossesse et j'ai été suivie comme toute autre femme.

Le cours prénatal m'a rassurée. Pour la césarienne, je vais avoir une péridurale. Cette anesthésie m'inquiétait un peu. Je suis maintenant rassurée, car on m'a dit que je ne sentirais rien. J'aurais voulu me faire endormir, mais alors mon conjoint n'aurait pas pu rester à mes côtés.

Pour ce qui est du suivi de grossesse, ce sera le même que pour une femme de taille normale, mais il pourra être plus resserré à mesure que la date du terme prévu de la grossesse approchera :

La césarienne était prévue le 1er mai à la 40e semaine de grossesse. J'ai eu un rendez-vous au début du mois de mars, puis j'ai été suivie toutes les deux semaines à partir du 26 mars.

Enfin, on peut dire qu'il n'y a pas vraiment de surveillance spécifique d'une grossesse chez une femme de petite taille. De plus, il est souvent difficile de répondre aux craintes ou aux questions des futures mères au début de la grossesse : par exemple à savoir si l'enfant de taille normale aura assez de place pour grandir dans le ventre de sa mère; si celle-ci devra avoir une césarienne ou si elle pourra accoucher par voies naturelles; si la mère aura davantage mal au dos ou éprouvera plus de difficultés à marcher à la fin de sa grossesse. Les réponses viennent le plus souvent à mesure que les semaines passent et que l'accouchement approche.

> *Nous voulions connaître les conséquences de la grossesse sur la santé de ma femme, nous nous demandions si le bassin serait assez large, si elle aurait très mal au dos, si l'enfant aurait assez de place dans son ventre.*
>
> *L'obstétricienne n'a malheureusement pas pu nous donner des réponses claires tout de suite; elle nous a dit: « Habituellement, la grossesse ne pose pas de problème particulier. La future mère sera certainement retirée de son travail plus tôt, car elle aura plus de difficulté à marcher. Pour l'accouchement, la césarienne n'est pas systématique. Enfin, s'il n'y a pas assez de place sur les côtés [pour l'enfant], dans le ventre [de sa mère], celui-ci sera plus grand vers l'avant. »*

Même pour l'accouchement, on n'offre pas systématiquement la césarienne. Le gynécologue obstétricien mesure régulièrement la taille de l'enfant et la largeur du bassin de la mère. La décision est prise en fonction des résultats de ces analyses.

Élever un enfant quand le parent est de petite taille: défis et préjugés

Un parent de petite taille qui souhaite avoir un enfant doit relever de nombreux défis pour l'élever et affronter de nombreux préjugés. Sans aller jusqu'à penser que ces préjugés influencent la décision d'avoir ou non un enfant, pour un couple dont un parent est de petite taille, ils risquent d'intervenir à un moment de leur réflexion, car cette situation influencera forcément leur rôle futur de parents.

Tout d'abord, le parent de petite taille doit faire face à un défi purement physique: ses jambes et ses bras plus courts lui rendent certaines tâches parentales plus difficiles, comme d'installer l'enfant dans le siège d'auto, le coucher dans son lit, lui faire prendre son bain, l'accompagner dans ses activités au parc, etc. Cependant, pour surmonter tous ces obstacles concernant la vie domestique, il existe de nombreux moyens d'adapter l'environnement aux capacités du parent de petite taille (voir le chapitre 4 « Adaptation de l'environnement »).

> *J'avais rencontré une ergothérapeute habituée à conseiller des parents ayant des limitations fonctionnelles. Elle m'avait donné bien des trucs. Puis, le fait d'avoir un conjoint est rassurant ; nous sommes deux à nous en occuper. Puis, à chaque étape, il faut s'ajuster avec notre enfant. Plus il grandit, plus son poids augmente, donc plus c'est dur pour le dos ! Il est très important d'avoir un environnement adapté à la maison pour la sécurité et pour prévenir des maux. Surtout pour le lit d'enfant (à barreaux) et la table à langer, puisqu'on les utilise à répétition, chaque jour.*

Comme nous l'expliquons dans la présente section, il est capital d'adapter l'environnement, autant pour préserver la santé de l'enfant de petite taille que pour favoriser son autonomie. Cela reste vrai à l'âge adulte et particulièrement dans la situation d'une personne de petite taille devenue adulte qui souhaite prendre soin de son enfant en toute sécurité.

Certains couples, parfaitement conscients du fait que leur nouveau rôle de parents sera grandement facilité s'ils habitent dans une maison adaptée à leurs capacités, préfèrent déménager ou entreprendre des travaux, avant même d'essayer d'avoir un enfant.

> *Nous avons attendu environ quatre ans avant de prendre la décision d'avoir un enfant. Nous voulions d'abord avoir une maison bien adaptée, avec des comptoirs à notre hauteur, pour nous faciliter la vie quotidienne avant de penser à avoir un enfant. Nous voulions vraiment avoir une maison dans laquelle nous ne nous fatiguerions pas. Avant, nous avions une maison sur trois étages !*

De plus, il ne faut pas oublier que le parent de petite taille n'élèvera pas seul son enfant. Il bénéficie de la collaboration du deuxième parent pour se partager les tâches ou l'aider dans certaines d'entre elles.

Je pense que je ne pourrai pas porter mon enfant très longtemps. J'aurai besoin d'aide pour le mettre dans l'auto ou dans son parc. Cependant, dans ces cas-là, je ne serai jamais seule. Ma famille habite très près de chez moi et on m'aidera. J'essayerai de prendre des rendez-vous lorsque mon conjoint sera présent.

Un autre défi attend les parents dont l'un est de petite taille: l'enfant deviendra assez vite plus grand que son parent de petite taille. Comment cette situation sera vécue par ce dernier et par l'enfant? Est-ce que le parent craint que son autorité soit plus facilement remise en question par son enfant? L'enfant aura aussi à répondre aux questions que poseront les voisins, ses amis d'école ou, parfois, de parfaits inconnus croisés dans la rue.

Je crois que l'on pose toutes cette question. Comment notre enfant, plus tard, va-t-il réagir à notre condition? Comment affrontera-t-il les commentaires parfois méchants des gens? Va-t-il avoir honte d'avoir une mère de petite taille? etc. Cependant, je crois que c'est notre éducation et l'explication des choses qui font la différence. Il suffira de lui donner les outils pour bien réagir lorsque ces situations surviendront. Le sens de l'humour reste toujours la meilleure arme. Cela nous force, en tant que parent, à revoir notre propre façon de réagir aux préjugés et aux moqueries.

C'est avant tout l'éducation que l'enfant recevra de ses parents qui lui amènera certaines valeurs comme respecter l'autorité de son parent; apprendre à l'aimer tel qu'il est; voir en lui avant tout son père ou sa mère avant de voir sa condition particulière, etc. Même si la personnalité, le caractère de l'enfant vont forcément influencer ses manières de réagir, les parents auront un travail encore plus grand que d'autres à accomplir pour lui apprendre le respect de la différence, la tolérance et la force d'affronter les moqueries, les remarques ou les questions désobligeantes des autres.

Quand il aura 7 ou 8 ans et qu'il sera plus grand que sa mère, il l'écoutera pareil. Je vais lui expliquer, je suis très ouverte pour lui dire. Je verrai à mesure qu'il vieillira.

Communiquer avec d'autres parents de petite taille

Que ce soit pour se rassurer sur le déroulement de la grossesse ou pour connaître les défis entourant le fait d'élever un enfant, surtout lorsque celui-ci est de taille normale tandis que l'un des deux parents au moins est de petite taille, le mieux est de communiquer avec un parent de petite taille ayant déjà vécu cette expérience.

> *Quand j'ai su que j'étais enceinte, je me suis dit qu'il faudrait que je parle à une personne de petite taille qui avait eu une grossesse pour savoir comment cela s'était passé. Chaque fois que j'ai eu des questions, j'ai appelé une dame que je connaissais.*

Si les futurs parents ne connaissent pas de telles personnes dans leur entourage, l'Association québécoise des personnes de petite taille peut les aider à en rencontrer. Une autre possibilité s'offre aussi de plus en plus facilement : les échanges dans des forums de discussion spécialisés sur Internet.

> *Je connaissais déjà des femmes de petite taille et j'en ai contacté d'autres par Internet, dans des forums de discussion portant sur la grossesse. Je crois que de connaître d'autres femmes apporte une certaine sécurité et ça répond à nos inquiétudes.*

Chapitre 2

Un enfant de petite taille dans la famille

Comme nous l'avons mentionné dans l'introduction, la plupart des enfants de petite taille naissent dans des familles qui n'ont jamais eu d'antécédents de cette condition. Les nouveaux parents d'un enfant de petite taille se sentent alors très dépourvus : ils doivent tout d'abord surmonter le choc du diagnostic avant de se familiariser avec la condition de leur enfant et de l'accepter. Puis, ils doivent prendre conscience du fait que l'arrivée de cet enfant va en quelque sorte bouleverser leur vie familiale. Elle aura des incidences sur l'organisation de la vie du noyau familial, ainsi que sur la relation entre ses membres, en particulier les frères et sœurs.

Ce chapitre du livre s'adresse donc avant tout aux nouveaux parents d'un enfant de petite taille, et particulièrement les parents de taille normale, qui entendent parler de nanisme pour la première fois, afin de leur donner des outils pour apprivoiser peu à peu leur nouvelle situation et retrouver le bonheur de vivre en famille et d'élever leur enfant en toute quiétude.

Annonce du diagnostic

Le diagnostic survient la plupart du temps lorsqu'un professionnel constate un retard de croissance marqué chez l'enfant. Il peut faire ce diagnostic durant la grossesse, à la naissance ou, parfois, seulement dans les premières années de vie de l'enfant.

> *Dans les deux jours suivant la naissance, le pédiatre a fait un examen visuel. Il a relevé certains faits marquants : grosse tête, doigts en trident, jambes courtes, lordose, laxité. Il a posé un diagnostic provisoire qui a été confirmé seulement huit mois plus tard par deux généticiens.*

Après le premier diagnostic, nous avons été laissés en plan. Le médecin qui m'avait accouchée trouvait certains signes intrigants, mais il ne m'avait pas dit qu'il vaudrait mieux consulter. J'ai finalement décidé de voir un autre pédiatre qui m'a dit que mon enfant avait certainement quelque chose et que je devais aller consulter en service génétique. Toutes ces démarches ont pris huit mois. La généticienne avait fait des prises de sang. J'ai reçu les résultats par la poste, mais je ne me souviens pas si elle avait appelé.

Toute personne de taille normale peut mettre au monde un enfant de petite taille. Lorsqu'un couple attend un enfant, il convoite pour lui le plus bel avenir et imagine le petit en parfaite santé. L'annonce du diagnostic d'une maladie ou d'une condition physique particulière, comme le nanisme, anéantit d'un seul coup ce rêve. La manière dont les parents apprennent la nouvelle peut amplifier leur sentiment de désarroi.

Je l'ai appris par la pédiatre de l'hôpital. Elle m'a demandé s'il y avait des « NAINS » du côté des deux familles. Je ne comprenais pas pour quelle raison elle me demandait ça. Je lui ai répondu que non. Elle m'a dit sans ménagement que mon fils était « NAIN » et elle est repartie en me laissant là, devant mon petit cœur. Cela a été un moment très difficile, puisque j'étais seule ce matin-là. Il m'a fallu deux semaines pour bien digérer la nouvelle.

Cependant, il arrive que l'annonce du diagnostic apporte enfin une réponse à une longue attente dans l'ignorance : les parents remarquent bien une différence dans le développement de leur enfant, mais ils restent longtemps inquiets, sans que les spécialistes leur disent ce qui se passe. Durant cette attente, le pronostic qu'ils imaginent est parfois très sombre. Ainsi, ils se sentent enfin rassurés d'obtenir une réponse. Même si celle-ci les plonge une nouvelle fois dans l'inconnu, ils envisagent parfois l'avenir avec plus d'optimisme et prennent alors le parti de voir peu à peu comment leur enfant va évoluer.

Je m'attendais à pire, car mon fils dormait beaucoup et ne réagissait pas tellement à notre présence lorsqu'il était bébé. Nous étions sous l'impression qu'il avait une déficience intellectuelle.

Alors, lorsqu'on nous a annoncé la nouvelle, nous étions très surpris et n'y avons pas cru, nous étions persuadés que le généticien avait fait une erreur. Nous étions heureux qu'il soit en santé, nous n'avons pas réalisé ce que sa condition impliquait. Nous nous sommes dit qu'il serait tout simplement plus petit que la moyenne et n'y avons pas vu de problèmes majeurs. Nous ne savions pas exactement quoi penser et préférions attendre de voir comment les choses se dérouleraient.

Une telle nouvelle n'a pas le même effet sur des parents de taille normale que sur des parents de petite taille. Chez les premiers, c'est la consternation et la peur de l'inconnu : en général, c'est la première fois que ces parents font face à la réalité du nanisme. Ils ont probablement déjà entendu ce nom, mais sans savoir vraiment à quoi cela correspond. La seule image qu'ils ont peut-être en tête est celle des personnes achondroplases qui ont un tronc et une tête de taille normale, mais des membres courts et trapus.

Cependant, ils n'en ont jamais su davantage sur les causes du nanisme, ses conséquences sur le plan physique, etc. Dès que le premier choc du diagnostic est absorbé, ces parents veulent en savoir plus sur la condition de leur enfant.

Nous n'avions jamais entendu parler de nanisme avant, ni côtoyé de personnes de petite taille. Nous étions totalement dans l'inconnu. Nous n'avons pas eu d'information de la part des médecins. Les généticiens ont donné un peu d'information, ils ont expliqué ce qu'était le nanisme, ce que cela représente, mais le détail, on l'a eu à l'Association [québécoise des personnes de petite taille] qui nous a plus parlé du côté humain. Le généticien nous avait donné les coordonnées de l'Association. Nous avons pris contact avec l'organisme tout de suite et nous avons pu avoir une rencontre de deux heures.

En revanche, la plupart des couples où au moins un des deux conjoints est atteint d'une forme de nanisme suivent un long cheminement avant de décider d'avoir un enfant. Ils prennent le temps de réfléchir avant de faire le choix de la grossesse et sont parfaitement conscients du risque élevé de mettre au monde un enfant atteint de nanisme. Dans ces conditions, la surprise est moins grande si un médecin leur révèle que leur enfant a le nanisme. De plus, ils ne sont pas plongés dans l'inconnu, car ils connaissent déjà les nombreuses facettes de cette condition physique.

Cependant, il ne faut pas croire que ces parents, ayant déjà prévu cette éventualité, ne vivent pas de détresse. Ils ont d'autres défis à relever. Par exemple, le parent qui a transmis sa petite taille à son enfant peut craindre que son enfant lui reproche plus tard de l'avoir mis au monde. Cette réaction peut déjà arriver pour n'importe quel adolescent, elle est donc d'autant plus envisageable venant d'un jeune qui doit surmonter de nombreux obstacles dans sa vie. Le deuxième défi vécu par le parent de petite taille qui donne naissance à un enfant présentant la même condition, est que ce parent peut avoir de la difficulté à différencier ses propres expériences d'enfance de celles vécues par son enfant. Enfin, ce parent peut aussi croire qu'il est le seul capable de bien comprendre les besoins de son enfant de petite taille, au risque d'écarter plus ou moins consciemment l'autre parent. Il est important de voir que certains parents de petite taille et leurs conjoint(e)s relèvent facilement ces défis, tandis que d'autres ont de la difficulté à y arriver.

Souvent, les parents de taille normale contestent ou nient le diagnostic de nanisme. Ils vont alors consulter d'autres spécialistes pour recueillir un second avis, dans l'espoir secret qu'il contredise le premier. Pendant ce court sursis, les parents réussissent à maintenir un certain équilibre, ce qui leur permet d'absorber une partie du choc.

> *J'ai beaucoup pleuré. Les huit premiers mois suivant le premier diagnostic, nous avons éprouvé un déni. Dans le couple, nous n'en parlions pas. On voyait bien que l'enfant était plus petit, mais nous ne voulions pas le savoir. Je me suis sentie très impuissante pendant trois semaines. J'étais inquiète pour les rapports sociaux de mon fils.*

Lorsque, finalement, le diagnostic est confirmé, les parents doivent faire face à la réalité. Ils vivent alors une période difficile où se mêlent des sentiments de désespoir, de colère, de blâme, de solitude ou de culpabilité. Ils cherchent désespérément la cause : est-ce dans ma famille ? dans celle du conjoint ? qu'ai-je fait pendant ma grossesse ?, etc. Cette période est très difficile à vivre et elle est déterminante pour la survie du couple, car elle provoque un rapprochement ou un éloignement des partenaires.

Dans tous les cas, et quel que soit le moment où les parents prennent connaissance du diagnostic, ils doivent faire un cheminement comparable à celui des personnes en deuil. Ils ont en effet à faire le deuil de l'enfant tel qu'ils l'avaient imaginé pour ensuite s'acclimater à sa condition particulière.

Accepter la condition de l'enfant

Le choc du diagnostic passé, les parents doivent apprivoiser peu à peu la petite taille de leur enfant pour reconnaître son potentiel et ses limites. Ils entrent dans une phase au terme de laquelle ils seront capables d'accepter et de se dire: « Nous sommes conscients que notre enfant a une condition physique particulière. Nous mettrons tous les moyens à notre disposition pour lui permettre de grandir en santé et de se construire une vie à la mesure de ses aspirations. Nous sommes fiers de notre enfant et sa condition physique ne diminue en rien sa valeur à nos yeux. »

Nous sommes conscients que le terme « accepter » est souvent controversé, dans le sens où il est difficile d'accepter une telle situation, situation qu'on n'a pas choisie de surcroît. Cependant, le terme « accepter » est pris ici dans le sens où on ne nie plus la condition de l'enfant, mais on décide au contraire d'en prendre conscience et d'y faire face.

Cette attitude est indispensable: elle permet aux parents de s'informer sur la condition de leur enfant, de prendre les bonnes décisions pour sa santé et de le laisser grandir en s'épanouissant, tout en prenant conscience des limites liées à sa condition. Cependant, le chemin peut être très long entre l'annonce du diagnostic et la reconnaissance de la condition de l'enfant.

Ce chemin n'est toutefois pas linéaire, il dure toute la vie, en passant par différentes étapes, comme tout processus d'acclimatation. Il n'y a pas de règles de normalité concernant la durée nécessaire pour résoudre le deuil de l'enfant normal. L'évolution varie selon les caractéristiques de chaque famille. Tant que la famille traverse les étapes de façon dynamique, même s'il y a des hauts et des bas, le processus d'acceptation est probablement sain : certains parents ont besoin d'une aide ponctuelle, à certaines étapes, d'autres pas. Par contre, si les mécanismes de défense empêchent la famille d'évoluer, il peut être indiqué de faire appel à une aide thérapeutique plus soutenue, auprès d'un psychologue.

Toutes les démarches des parents auprès de plusieurs spécialistes les ont amenés à la même conclusion. Le diagnostic est posé. Il ne fait plus aucun doute que leur enfant a une forme de nanisme. Cependant, certains parents font face à deux sentiments nouveaux : la négation de la condition de l'enfant et l'espoir que leur enfant va guérir.

La négation se traduit par un refus de reconnaître le caractère spécial de la condition de l'enfant. Les parents peuvent se dire : « mon enfant est de petite taille, et alors ? », comme si le nanisme n'avait aucune autre conséquence sur le plan physique que celle, très visible, de la taille et de la morphologie. Pourtant, nous l'avons vu, les séquelles peuvent être nombreuses. Ainsi, des parents qui refuseraient de reconnaître que leur enfant a une condition de santé réclamant une attention et des soins spéciaux ne prendront pas les mesures nécessaires pour lui assurer un bon développement. Une telle attitude de négation peut avoir des répercussions très néfastes sur l'enfant, autant sur le plan physique que psychologique.

L'autre sentiment, que l'on voit fréquemment chez les parents venant de se faire confirmer le diagnostic de nanisme, est l'espoir démesuré que l'enfant guérisse : « Oui, notre enfant est atteint de nanisme, mais il existe sûrement des traitements, des médicaments ou une opération chirurgicale qui peut lui donner une taille normale. » Cette attitude peut avoir également de graves conséquences sur la santé de l'enfant, pour deux raisons : tout d'abord, le fait de se persuader que l'enfant va guérir peut, comme dans le cas de la négation, empêcher les parents de prendre les mesures nécessaires pour répondre aux besoins de l'enfant, par exemple en refusant d'adapter le domicile. Mettre tous ses espoirs dans une guérison peut également faire en sorte qu'on promènera l'enfant d'un spécialiste à l'autre, qu'on lui fera essayer différents traitements thérapeutiques ou subir plusieurs opérations chirurgicales, avec pour résultat à chaque fois, peut-être, de la douleur pendant le processus et beaucoup de déception à la fin, autant pour l'enfant que pour le parent, lorsqu'ils prendront conscience que toutes ces souffrances endurées n'ont pas amélioré la condition de l'enfant. Enfin, cette attitude peut être également néfaste pour l'estime de soi de l'enfant. À la longue, il risque de penser qu'il doit absolument réussir à atteindre une grande taille pour représenter une certaine valeur aux yeux de ses parents ou pour jouir d'une vie enrichissante.

Pour toutes ces raisons, il est très important que les parents aient beaucoup de soutien pendant cette période critique qui suit l'annonce du diagnostic, afin qu'ils puissent franchir les étapes qui les mèneront à s'acclimater à la condition de leur enfant, dans les meilleures conditions, et à éviter de nier la situation ou de croire de manière quasi irrationnelle que leur enfant guérira.

Rencontrer d'autres personnes de petite taille

À cette étape de leur cheminement, les nouveaux parents ont tout intérêt à s'adresser à l'Association québécoise des personnes de petite taille. En effet, son personnel peut leur fournir de l'information pour mieux comprendre le nanisme, ses causes et ses conséquences sur le développement et la santé de leur enfant.

L'Association peut constituer un très bon recours pour les nouveaux parents : ils peuvent alors être mis en relation avec d'autres parents qui ont traversé les mêmes étapes et qui se sont posé à peu près les mêmes questions quelques années auparavant. Ces parents expérimentés sont souvent en mesure de leur parler de leur vie de famille avec un enfant de petite taille et de les rassurer sur son avenir. Les nouveaux parents bénéficient alors de cette expérience vécue pour apprendre à leur tour à réorganiser leur vie en fonction des besoins de chaque membre de la famille. Ils intégreront peu à peu l'enfant de petite taille aux activités quotidiennes et aux loisirs, afin qu'il ne se sente pas exclu du réseau familial. Le fait de mettre ces nouveaux parents en relation avec d'autres familles vivant la même situation est bénéfique pour eux. Cette rencontre leur permet de voir qu'ils ne sont pas les seuls à vivre cette situation, leur donne de l'espoir en l'avenir et, surtout, les rassure : ils ont enfin trouvé des interlocuteurs qui les comprennent et qui peuvent leur offrir soutien et renseignements en cas de besoin !

Les nouveaux parents de l'enfant de petite taille peuvent également choisir de participer aux activités organisées par l'Association québécoise des personnes de petite taille, ce qui leur permet de rencontrer d'autres familles avec des enfants de petite taille, mais également des adultes vivant avec une forme de nanisme. Pour l'enfant de petite taille, ces rencontres sont également très favorables, car il se rend compte alors qu'il n'est pas le seul au monde à être beaucoup plus petit que la moyenne. Il peut rencontrer des personnes qui s'assument à part entière en tant qu'adultes de petite taille parfaitement accomplis. Ces personnes lui serviront de modèle pour prendre confiance en ses capacités et en son avenir. Dans le cas contraire, le sentiment de marginalité qu'il pourrait ressentir risque de s'accentuer s'il reste isolé.

> *Nous avons cherché de l'aide et de l'information auprès de l'Association québécoise des personnes de petite taille. Leurs conseils ont été très bénéfiques et, surtout, nous avons pu rencontrer d'autres familles et permettre à Samuel de voir qu'il n'est pas tout seul à vivre avec un problème de croissance. Il adore participer aux activités de l'Association. Chaque fois que j'ai fait appel à l'Association, je me suis toujours sentie bien soutenue et comprise.*

Même si les parents sont intéressés à participer aux activités de l'Association, leur premier contact avec des adultes ou d'autres enfants de petite taille représente souvent un événement lourd d'émotions.

> *Nous avons cherché à rencontrer d'autres parents d'enfants de petite taille qui ont vécu la même chose ; des adultes de petite taille qui ont vécu la même chose que l'enfant et répondent aux questions. Les rencontres au sein des activités de l'Association nous ont permis de nous faire un réseau. Nous rencontrons encore, en dehors de l'Association, des parents d'enfants de petite taille. Nous avons tout de suite participé aux activités de l'Association et rencontré des personnes de petite taille. Nous avons alors éprouvé une sorte de vertige et pensé que notre enfant aurait une vie d'enfer. Nous avons mis des mois à assimiler la vie de notre fils. Après, cela a été mieux !*

Toutefois, cela ne doit pas décourager les nouveaux parents. Ils mettront peut-être plusieurs semaines à se remettre de ce premier contact, mais l'aide qu'ils retireront de ces rencontres et le réseau qu'ils se créeront leur seront très précieux pour le futur.

Cependant, il est à noter que certains parents d'enfants de petite taille refusent de rencontrer d'autres personnes qui vivent avec cette condition. Ceci peut s'expliquer de trois manières différentes: un malaise devant cette condition, un refus d'être assimilé à un groupe de personnes perçu par la société comme étant défavorisé ou une crainte de se sentir dans un groupe en marge de la société. Ces sentiments sont fréquents chez les parents en phase de déni, de révolte ou de dépression. Si les parents ou l'enfant n'ont toujours pas accepté la condition particulière de ce dernier, ils ne seront pas intéressés à se regrouper avec d'autres personnes de petite taille, qui leur renverront en quelque sorte l'image de leur propre malaise. Une seconde façon d'expliquer ce refus de se regrouper avec d'autres personnes de petite taille repose sur la crainte d'être assimilé à un groupe que la société considère en général comme étant composé d'êtres défavorisés. Les personnes de petite taille entretiennent d'ailleurs souvent les mêmes préjugés à l'égard de leurs semblables que le reste de la population. Enfin, certaines personnes de petite taille et, bien souvent, les adolescents, craignent une certaine ghettoïsation. Désireuses de s'intégrer le plus possible dans la société, elles évitent parfois de se placer dans un groupe qui leur semble en marge de celle-ci.

Si les parents et l'enfant finissent par choisir de se joindre aux autres membres de l'Association, nous conseillons fortement également de convaincre les frères, les sœurs, les autres membres de la famille élargie (tantes et oncles, cousins, cousines, grands-parents) et les amis de l'enfant de petite taille de l'importance de les accompagner. Toutes ces personnes apprendront ainsi à vivre avec des personnes de petite taille et, surtout, à voir la personne avant son handicap, à considérer le caractère et la personnalité des autres enfants de petite taille avant leur caractéristique physique. Ainsi, le contact avec l'enfant de petite taille qui leur est proche en sera facilité.

Il appartient donc à chacun, parents d'enfant de petite taille ou enfant lui-même, de prendre la décision qui convient le mieux et de participer ou non aux activités offertes par l'Association québécoise des personnes de petite taille. Les parents et l'enfant peuvent se donner le temps de réfléchir et de reconsidérer leur décision plus tard. Certains parents souhaitent quand même communiquer avec des personnes de petite taille, sans participer aux activités de l'Association, ou sont intimidés à l'idée de rencontrer en même temps plusieurs dizaines de personnes de petite taille. L'Association pourrait alors envisager d'autres solutions, par exemple de mettre ces parents en communication avec certains de leurs membres par téléphone ou par courriel. Plus tard, si les parents souhaitent rencontrer leurs interlocuteurs, cela pourra s'organiser entre eux, en privé, à la convenance et au rythme de chacun.

La décision des parents de ne pas rencontrer d'autres personnes de petite taille ne remet aucunement en question leur capacité à élever leur enfant dans le respect de sa condition et à lui donner tous les outils nécessaires à son bon développement physique et psychologique. Les parents autant que leur enfant doivent simplement choisir l'option qui leur convient, être conscients qu'ils pourront toujours changer d'avis en cours de route. L'important est vraiment de se donner le temps de réfléchir et de prendre la décision que tous, parents et enfants, considèrent comme la meilleure pour eux.

L'entourage des parents et de l'enfant

Les parents doivent entretenir des liens solides avec les personnes de l'entourage de l'enfant. À l'annonce du diagnostic, ils ne sont souvent pas prêts à leur transmettre la nouvelle tout de suite : ils veulent parfois attendre d'avoir repris le contrôle de leurs propres émotions avant de leur révéler la nouvelle. De plus, ils ont souvent le sentiment de les décevoir, de ne pas avoir réussi à combler leurs attentes de mettre au monde un enfant en santé. Ils craignent sans doute leur réaction et leur jugement.

> *La famille avait des préjugés. Nous nous sommes sentis jugés, principalement moi qui l'ai porté dans mon ventre. On me disait que j'avais dû faire quelque chose pour qu'il soit comme ça. Les gens nous ont jugés, ce que je n'ai jamais vraiment compris. Je crois que c'est l'ignorance qui les faisait parler.*

Cependant, nous conseillons aux parents de leur parler de la situation particulière qu'ils sont en train de vivre, dès qu'ils s'en sentent prêts, et cela pour deux raisons principales : leur entourage est alors en mesure de leur apporter un réconfort pour les aider à franchir l'étape du diagnostic jusqu'à l'acceptation de la condition de leur enfant ; en même temps, celui-ci apprend avec les parents les bons réflexes pour garder leur neveu ou leur petite-fille en toute sécurité. Peu à peu, à mesure que les personnes proches de l'enfant se familiarisent avec sa condition, elles oublient sa particularité. Elles apprennent à voir, avant tout, l'enfant en lui et peuvent alors jouir pleinement de sa présence à leurs côtés.

> *Dans les premiers mois, nous en avons parlé à notre entourage, mais pas beaucoup. Puis, nous l'avons dit. On a eu beaucoup de soutien de la part des deux familles. J'ai un frère trisomique. Ma mère a fait preuve d'une très grande solidarité. C'est elle qui rapetisse tous les vêtements de mon enfant. Je trouve qu'il y a beaucoup d'ignorance ; je dois toujours expliquer ce que c'est, ce qu'il faut faire.*

Enfin, si les parents attendent trop longtemps pour annoncer le diagnostic, les personnes proches de l'enfant peuvent se sentir trahies lorsqu'elles l'apprennent. Elles peuvent avoir l'impression que les parents voulaient leur cacher quelque chose ou qu'ils avaient peur de leur réaction, qu'ils éprouvaient une certaine honte à l'égard de leur enfant, etc. Tous ces sentiments ne facilitent ni leur attachement envers l'enfant ni le soutien qu'elles peuvent offrir aux parents. À l'inverse, si les parents se confient rapidement, elles peuvent interpréter leur réaction comme une preuve de la confiance qu'ils leur accordent. En retour, elles sont alors davantage prêtes à tout pour les soutenir. Si les personnes proches de l'enfant se sentent rapidement concernées, les parents peuvent être surpris du soutien qu'elles leur offrent de bonne grâce et qui leur est si précieux.

> *Nous avons eu beaucoup de soutien pour traverser cette période. Heureusement, les deux familles nous ont soutenus. Pour eux, c'était leur petit trésor et ils l'aimaient énormément. Ce fut plus difficile pour le papa, mais avec le temps tout est revenu dans l'ordre.*

Conséquences sur la vie de couple et la fratrie

Élever un enfant qui a des limitations fonctionnelles sérieuses avec de nombreux rendez-vous médicaux pendant les premières années amène, dans le noyau familial, un grand bouleversement qui a des répercussions autant sur l'organisation de la vie familiale que sur la vie de couple et la fratrie. Parfois, la venue de l'enfant de petite taille remet aussi en cause la vie professionnelle de l'un des parents.

> *Samuel a eu beaucoup de rendez-vous chez différents spécialistes. J'ai dû m'absenter souvent du travail, la plupart du temps à mes frais. Mon employeur n'a pas accepté mes absences fréquentes, même si j'arrivais à faire mes tâches. Le travail est devenu secondaire et mes enfants sont devenus ma priorité. Je réussis à concilier le tout, mais ce n'est pas toujours facile. Lorsqu'un parent a un enfant avec des besoins particuliers, il est difficile de trouver un employeur qui accepte de l'accommoder pour qu'il puisse prendre soin de son enfant.*

Tous ces changements constituent probablement une source de stress dans la vie familiale. Afin de surmonter ces difficultés, les parents doivent avoir une grande capacité de communication à l'intérieur du couple, ainsi qu'avec les frères et sœurs, pour trouver des solutions qui permettent de retrouver un certain équilibre dans la vie familiale.

Parlant de famille, il ne faut surtout pas oublier les frères et sœurs. Ceux-ci peuvent éprouver des sentiments très variés : jalousie par rapport au surplus d'attention que l'on donne à l'enfant de petite taille, tristesse devant les souffrances de celui-ci, culpabilité d'être eux-mêmes en santé, rejet de l'enfant de petite taille ou, au contraire, surprotection.

> *Il a une sœur de deux ans et demi son aînée. Il y a eu un peu de jalousie au début, parce qu'on s'occupait plus de son frère. Mais Sarah a aujourd'hui presque 11 ans et elle est contente d'avoir un frère de petite taille, car elle dit que tout le monde la connaît à l'école et qu'elle est populaire grâce à lui. Je dois m'assurer de donner autant d'attention à ma fille qu'à mon fils pour éviter les conflits.*

En fonction de leur âge, les parents doivent essayer de les informer le plus possible sur la condition de l'enfant de petite taille, sans les inquiéter outre mesure, les inciter à s'exprimer sur les sentiments qu'ils éprouvent devant cette condition, les encourager à leur poser des questions. Ils doivent ensuite répondre au mieux de leurs connaissances, selon la sensibilité des frères et sœurs et leur capacité à comprendre.

En effet, les frères et sœurs sont très sensibles aux préoccupations de leurs parents et vivent de l'angoisse qui ne peut être soulagée qu'en ayant accès à une bonne information. Lorsqu'ils se sentent inquiets ou craignent d'être négligés, ils ont besoin d'être validés dans leurs sentiments. Certains parents essaient de réprimer la jalousie ou tentent de se justifier dans leurs attitudes parentales (ils tentent de prouver qu'il n'y a aucune injustice dans leur famille). La fratrie a davantage besoin que ses sentiments soient reconnus comme valides, tout en sachant que les parents font de leur mieux pour rendre la situation plus facile à vivre. Quand les parents admettent les difficultés mais expriment leur confiance dans les capacités de la famille à les surmonter, ils soulagent les rancœurs et les anxiétés de leurs enfants et leur transmettent un message constructif.

> *Karim a un frère de trois ans plus jeune. Il réagit très bien. C'était plutôt Karim qui devenait agressif quand il a vu que son frère le dépassait et pouvait faire des choses que lui ne pouvait pas encore faire. Heureusement que l'amour fraternel arrange les choses. Je me souviens que Jalil, son jeune frère, a dit lors d'une entrevue à Opération Enfants Soleil, que Karim jouait très bien son rôle de grand frère.*

À propos de ce témoignage, il est important de se souvenir que lorsque l'enfant de petite taille est l'aîné, les parents doivent être vigilants pour que la fratrie respecte ce statut d'aîné.

Afin de faciliter le dialogue avec les enfants, nous recommandons aux parents la lecture du livre *Et moi alors?*[1] Il raconte plusieurs histoires dont chacune met en scène un enfant avec des besoins spéciaux, ainsi que ses frères et sœurs. L'auteure donne des conseils pour aider les proches d'un enfant présentant une déficience à engager le dialogue avec ses frères et sœurs.

1. É. Blais. *Et moi alors? Grandir avec un frère ou une sœur aux besoins particuliers.* Éd. du CHU Sainte-Justine, 2002.

Élever un enfant de petite taille

Pas plus que pour les autres enfants, il n'existe pour l'enfant de petite taille de recette miracle qui faciliterait son apprentissage, lui permettrait de s'épanouir et de participer pleinement à la société. Le secret, c'est de se rendre compte que l'enfant de petite taille est avant tout un enfant, mais avec un problème de croissance. La petite stature de l'enfant l'amène à avoir une attitude déterminée plus tôt dans la vie. Cela peut être un avantage dans son développement, à condition qu'il obtienne le soutien de ses proches. Dans la présente section, nous nous adressons tout spécialement aux parents pour attirer leur attention sur certains aspects de l'éducation de cet enfant aux besoins particuliers et sur ses rapports avec le reste de la famille.

Attitudes envers l'enfant de petite taille

Étant donné sa petite taille, les parents ont parfois tendance à sous-estimer les capacités de leur enfant à comprendre sa situation. Ils se disent, « il ne peut pas comprendre, il est trop petit ! » Or, ils doivent apprendre à le traiter en fonction de son âge et non de sa taille : cela s'applique aux tâches de la vie quotidienne, comme s'habiller, mais aussi aux responsabilités qu'ils lui confient peu à peu et, surtout, au langage qu'ils emploient pour s'adresser à lui. Ils doivent adapter leur vocabulaire et leur manière de parler en fonction de son âge : il ne faut surtout pas lui parler en langage de bébé !

Devant l'enfant, le principal défi consiste à préserver son statut social (avec ses droits et ses obligations) lié à l'âge quand la taille physique ne l'appuie pas. C'est là un défi très difficile à relever pour l'aîné de petite taille devant ses frères et sœurs plus jeunes, mais plus grands et souvent plus forts. Inversement, les parents et la fratrie d'un « petit dernier » qui reste petit ont souvent tendance à l'infantiliser.

> *Ce qui est important c'est de les aimer, de les écouter et surtout d'agir en fonction de leur âge et non de leur grandeur, ce que nous sommes un peu portés à faire. La surprotection est très néfaste pour leur confiance en eux.*

Afin de développer l'autonomie de l'enfant, il faut éviter de le surprotéger. Les parents ne doivent surtout pas tout faire à sa place sous prétexte de l'aider, de lui éviter de la fatigue ou de gagner du temps. C'est en vivant des expériences valorisantes qu'il peut progresser et gagner de la confiance en lui. Il faut lui donner la possibilité de faire ses propres essais et l'encourager à continuer si cela n'a pas donné les résultats qu'il attendait. Le succès exige de la pratique et de la persévérance. Les encouragements des parents sont d'une très grande importance dans ces moments-là. Ils sont déterminants pour son développement.

> *Tout ce que je dirais, c'est qu'il faut aimer notre enfant d'un amour inconditionnel, lui apprendre à s'accepter tel qu'il est, avec ses limites et ses forces, à rire avec les autres et à ne pas développer de frustrations devant sa condition. Il faut l'aider à développer une belle personnalité et à être positif dans la vie, lui montrer que même s'il ne peut changer ce que la nature a prévu pour lui, il peut changer sa façon de penser, son attitude envers sa condition physique et faire le mieux possible avec ce qu'il a. Il y a toujours une solution à chaque problème. Il faut l'amener à évaluer la situation et à trouver une solution, l'aider à raisonner.*

Dès que possible, il faut informer l'enfant de petite taille sur sa condition, idéalement, dès qu'il commence à poser des questions. En effet, il ne faut pas lui donner l'impression que l'on veut lui cacher quelque chose. Il ne faut pas maquiller la vérité, mais respecter sa sensibilité et adapter le vocabulaire à sa capacité de compréhension. Il est inutile de lui donner plus de détails que ce qu'il demande. À mesure qu'il grandit, il faut l'engager dans la prise en charge de sa santé : l'inciter de plus en plus à poser des questions chez le médecin sur sa condition, sur les traitements que celui-ci pourrait lui proposer, à prendre lui-même ses rendez-vous, à signaler tout signe qui suggérerait une détérioration de sa condition, etc.

Traitements médicaux

À propos de traitement, si on peut apporter des améliorations physiques à l'aide d'une intervention chirurgicale, les parents doivent agir pour que ces corrections soient réalisées le plus tôt possible. Parfois, l'intervention améliore non seulement la santé de l'enfant, mais également son apparence physique, ce qui rehausse son estime de lui-même. Cependant, il est très important, avant de prendre une décision concernant un traitement, que les parents soient très bien renseignés. Ils doivent s'assurer qu'ils ont bien compris en quoi consiste le traitement, le bienfait qu'il apportera à leur enfant et les complications possibles.

S'il s'agit d'une opération chirurgicale, ils doivent se renseigner sur le temps de convalescence et sur les douleurs qu'elle pourrait provoquer. Si le traitement concerne la colonne vertébrale ou les jambes, il est important de demander si l'enfant sera immobilisé et combien de temps, s'il devra subir des séances de réadaptation après l'intervention chirurgicale, s'il devra s'absenter de l'école, quand il pourra recommencer à faire du sport, etc. Les parents ne doivent pas hésiter à poser au médecin qui leur propose un nouveau traitement toutes les questions qui leur semblent importantes : c'est l'avenir de leur enfant qui est en jeu. La décision leur appartient toujours. Ils ont le droit d'accepter ou de refuser un traitement, tant que la vie ou la sécurité de leur enfant n'est pas en jeu.

> *Karim attend ses 16e et 17e opérations pour la fin d'août. Sa première eut lieu à 5 ans pour ralentir la croissance de ses deux genoux intérieurs. Il a subi des redressements de ses tibias, de ses fémurs, de ses chevilles ainsi qu'une opération à la hanche. La dernière intervention chirurgicale visait à corriger sa colonne vertébrale. Nous savions toujours, ainsi que Karim, les moindres détails sur ces traitements. Les spécialistes nous donnaient plusieurs possibilités et nous expliquaient les risques qui y étaient attachés. Nous avions toujours le dernier mot, avec leurs conseils, bien entendu.*

Restrictions dans les activités sportives

Une activité physique régulière permet à toute personne de conserver une bonne forme physique, de maintenir son poids santé et de développer sa musculature. Cette bonne habitude de vie est donc également recommandée pour les enfants de petite taille. Cependant, compte tenu de l'hypotonie, des risques de compressions médullaires (au niveau lombaire) et d'usure des articulations (qu'ils doivent ménager), certains sports leur sont interdits et certains les obligent à observer des restrictions.

Les activités physiques totalement à proscrire sont les suivantes: les culbutes, le trampoline, l'équitation, les activités comme faire la chandelle et toute autre activité de même type qui consiste à exercer une charge sur la tête. De plus, les sports de contact ou de combat sont fortement déconseillés.

Concernant les sports de glisse, les médecins sont partagés. Les parents devraient donc consulter ceux de leur enfant pour recueillir leur point de vue. Une chose est certaine, la pratique de ces sports doit toujours se dérouler sous surveillance.

En revanche, la natation et la bicyclette sont d'excellents sports. La natation est tout à fait sans danger, elle permet de développer la force musculaire et la forme physique. C'est une activité accessible à tous, même si l'enfant attend une intervention chirurgicale. Cependant, lorsque les enfants présentent une disproportion, ils ne parviennent pas à faire des mouvements de bras de grande amplitude qui leur permettraient de compenser leur petite taille. Dans ce cas, il est nécessaire d'utiliser plus longtemps une veste de sauvetage. Compte tenu du fait que ces enfants risquent plus de faire des otites, il faut prendre certaines précautions. Ainsi, les enfants qui ont des tubes dans les oreilles pour traiter les otites à répétition ne doivent pas mettre la tête sous l'eau, mais cela ne les empêche pas de se baigner.

La bicyclette représente également une très bonne activité physique, à la condition que la bicyclette soit parfaitement adaptée aux dimensions de l'enfant. Au Québec, il existe un programme d'aide financière pour acheter une bicyclette adaptée. On trouvera la référence à la fin du présent ouvrage.

La pratique des quilles est tout à fait possible pour un jeune de petite taille. À ce propos, il existe au Québec des salles de quilles qui offrent la possibilité de jouer avec des boules plus petites et plus légères; elles proposent également des rampes qui aident à les lancer.

Il est possible de pratiquer de nombreux autres sports: la danse, le taï chi, le karaté (sans contact), le yoga.

Enfin, nous terminerons la présente section en parlant des sports adaptés. Il existe de plus en plus de sports qui sont adaptés aux personnes de tous âges ayant des limitations physiques. Nous encourageons les parents à consulter les associations de sports adaptés (dont on trouvera quelques références ici dans la section

« Ressources »). Même si l'enfant marche et n'a pas besoin de fauteuil roulant pour se déplacer, il peut envisager de pratiquer un sport adapté (ski assis, hockey sur luge, course en fauteuil roulant) où l'on utilise cette aide technique. Dans ce cas, l'utilisation d'un fauteuil roulant (ou d'une autre aide technique) permet de développer son autonomie et d'accéder à un sport autrement hors de portée.

Prévention : un poids santé et un environnement adapté

Il n'existe pas de moyen de prévenir le nanisme : aucun médicament, aucun vaccin ou vitamine ne peut diminuer les risques pour les parents qui ont un gène défectueux d'avoir un enfant de petite taille. En revanche, une fois que ce dernier est né, il existe plusieurs façons de lui permettre de grandir en santé et de diminuer l'effet des efforts quotidiens sur sa santé. La prévention est une composante importante dans la prise en charge de la santé d'un enfant de petite taille afin d'éviter que d'autres problèmes s'ajoutent aux séquelles parfois nombreuses du nanisme. En ce sens, la prévention comprend deux aspects : lui permettre de maintenir un poids santé grâce à une alimentation appropriée et un exercice physique régulier ; rendre accessible son environnement quotidien.

Conserver un poids santé : nutrition et exercice physique

L'essentiel de la prévention consiste à maintenir un poids santé. En santé publique, on entend parler de plus en plus de cette notion de « poids santé » afin de vaincre l'obésité, phénomène grandissant dans nos sociétés. Cependant, le surpoids et l'obésité sont plus fréquents chez les personnes de petite taille. Leurs conséquences sont également plus graves : la charge supplémentaire ainsi imposée aux os et aux articulations rend plus difficiles la marche et les mouvements ; elle peut également aggraver les problèmes d'ostéoarthrite de la colonne, des genoux et des hanches. Une alimentation saine, équilibrée et variée comporte deux avantages principaux : apporter à l'enfant tous les **nutriments*** dont il a besoin (vitamines et minéraux) tout en limitant le risque qu'il prenne trop de poids. Il est donc important de surveiller l'alimentation de l'enfant dès son plus jeune âge et de lui donner très tôt de bonnes habitudes alimentaires.

Afin d'estimer ses besoins et d'établir une alimentation variée, les parents peuvent consulter le *Guide alimentaire canadien 2006* qui indique un intervalle de nombre de portions à manger chaque jour dans quatre groupes d'aliments : produits laitiers, légumes et fruits, produits céréaliers, viandes et substituts. Les quantités de nourriture à manger chaque jour varient selon l'âge de la personne et son niveau d'activité. Ainsi, le *Guide* recommande de consommer chaque jour de 6 à 7 portions de produits céréaliers pour une femme de 40 ans, mais seulement de 3 à 6 pour un enfant âgé entre 2 et 13 ans. Un enfant de petite taille devrait se baser sur le nombre le plus petit de portions, mais ses besoins varient selon son âge et son niveau d'activité physique (selon qu'il est plutôt sédentaire ou sportif). S'il est très sportif, il peut manger davantage.

Pour un enfant en croissance, les médecins recommandent de diminuer l'apport en sucres raffinés qui se retrouvent dans les bonbons, les chocolats, les pâtisseries et les boissons gazeuses. Ils recommandent aussi d'augmenter la consommation de protéines. Ces conseils sont valables pour tous les enfants et ils ont pour but de favoriser la croissance des os et des organes. Les enfants ont également besoin de plus de calcium, qui est présent entre autres dans les produits laitiers. Il est donc très important de suivre les recommandations du *Guide alimentaire canadien* pour cette catégorie d'aliments. Si l'enfant manque d'appétit, les parents doivent consulter un diététiste qui leur indiquera des aliments plus riches en ces nutriments ou leur suggérera de lui faire prescrire des suppléments vitaminiques par un médecin. Le diététiste est également en mesure d'établir avec eux un menu conçu en fonction de ses goûts, de son appétit et de leur budget. En effet, un déficit en nutriment peut être néfaste : il peut entraîner de l'anémie, un manque d'énergie pour fonctionner normalement et entraver le bon développement de l'enfant.

En matière de nutrition, les parents doivent également s'assurer que leur enfant consomme seulement les calories qui correspondent à ses besoins. Ceux-ci varient en fonction de sa taille, de son poids, de son âge, de son sexe, de sa croissance et de ses activités. Les calories constituent une source énergétique nécessaire pour permettre au corps humain de bien fonctionner. Les cellules du corps puisent ces calories dans la nourriture consommée. Une personne qui n'ingère pas assez de calories maigrit ; inversement, si elle ingère plus de calories que ce dont elle a besoin, le surplus est stocké sous forme de graisse et elle prend du poids. Le Centre de référence sur la nutrition humaine Extenso offre sur son site Internet (www.extenso.org) un véritable cours « Calories 101 », pour tout savoir sur les calories, évaluer les besoins de chacun à cet égard et savoir déjouer les pièges caloriques dans la nourriture. Ainsi, on évalue à 1 900 calories par jour les besoins d'une femme de taille normale, âgée de 25 à 49 ans et pesant 59 kilogrammes, tandis qu'un homme de la même tranche d'âge et pesant 74 kilogrammes a besoin de 2 700 calories. Il faut savoir que les enfants ont un métabolisme de base deux fois plus élevé que les adultes par rapport à leur poids corporel. Pour une personne adulte de petite taille qui travaille dans un bureau et pratique un peu de sport à l'occasion, un apport de 800 à 1 200 calories par jour suffit sans engendrer de gain ni de perte de poids. Pour la taille des portions à donner à l'enfant, il est conseillé de se baser sur sa taille plutôt que sur son âge.

Il n'existe pas encore de tableau pour déterminer le poids santé de toutes les personnes de petite taille. Cependant, il existe un tableau pour les achondroplases ou pour toute personne atteinte d'une forme de nanisme disproportionnée. Que ce soit pour un enfant ou un adulte de petite taille, il est tout à fait inadéquat de se baser sur les courbes standards. Si les parents pensent que leur enfant a un surplus de poids, ils devraient se fier à leur intuition et demander l'avis de son médecin. Lui seul peut, à l'aide d'un lipographe, déterminer la quantité de gras sous la peau. Le pourcentage de gras par rapport à la masse musculaire indique si la personne souffre d'obésité ou non. Avant de modifier son régime alimentaire, il faut essayer de déterminer son poids santé avec son médecin.

Pour éviter de prendre du poids, l'enfant de petite taille a tout intérêt à limiter son apport en calories. Il doit consommer de préférence des aliments faibles en gras et en sucre, mais riches en fibres. Le Centre de référence sur la nutrition humaine Extenso, sur son site Internet, met en garde contre les pièges caloriques : les nourritures rapides que l'on trouve dans les distributrices, dans les cafés et les restaurants rapides, et qui fournissent parfois 25 % des besoins quotidiens en calories en un seul muffin, en un petit sac de croustilles ou un hamburger avec fromage (voir le tableau de la page suivante pour d'autres exemples).

Apport en calories de certains aliments	
	Calories
Au café du coin	
Galette à l'avoine et aux raisins	390
Gros muffin à l'avoine et aux raisins	410
À la machine distributrice	
Sac de croustilles (43 g)	230
Boisson gazeuse (750 ml)	325
Au casse-croûte	
Frites (format moyen)	450
Hamburger quart de livre avec fromage	540

Tiré du site Internet www.extenso.org

Sur ce site, on trouve également trois conseils judicieux pour déjouer ces pièges caloriques : cuisiner, pour préparer soi-même le plus de repas possibles ; lire les tableaux nutritionnels sur les étiquettes des aliments préparés que l'on achète, pour éviter ceux qui ont un fort apport calorique ; partager un plat au restaurant (les portions sont de plus en plus imposantes et sont souvent en mesure de rassasier deux personnes !).

Enfin, une saine alimentation ne suffit pas. Il est aussi fortement conseillé d'inciter l'enfant à faire fréquemment de l'exercice physique. Celui-ci a l'avantage d'augmenter sa force musculaire et de renforcer ses os. En effet, l'immobilisation du squelette par inactivité prolongée entraîne une raréfaction du calcium dans les os. Le *Guide d'activité physique canadien* recommande, pour les enfants, de pratiquer 90 minutes d'activités physiques par jour, par période de cinq minutes minimum. Cependant, il existe plusieurs restrictions dans les activités physiques qu'un enfant de petite taille peut pratiquer. Il existe également quelques précautions à prendre, comme nous l'avons vu précédemment.

Un environnement adapté

La taille moyenne d'une personne qui a une forme de nanisme est d'environ 130 cm (3 pi 9 po). Il est difficile de s'imaginer s'asseoir sur une chaise qui arrive à la hauteur des hanches, de gravir une marche qui arrive à mi-cuisse, de louper la marche de l'autobus parce que le chauffeur ne s'est pas arrêté assez près du trottoir, de rester les jambes pendantes toute la journée parce que la chaise sur laquelle on est assis est bien trop haute et que les pieds ne touchent pas le sol. Tous ces efforts répétés jour après jour peuvent avoir des conséquences graves sur la santé physique d'une personne de petite taille, adulte ou enfant : maux de dos, douleurs musculaires dans les membres, déformation de la colonne vertébrale, etc.

Afin d'éviter ces préjudices, l'accessibilité de l'environnement d'un enfant de petite taille fait donc partie intégrante de la prévention de sa santé. Malheureusement, on la néglige souvent parce qu'on sous-estime l'effet qu'a sur la santé d'une personne de petite taille le fait de se déplacer dans un monde prévu pour des personnes qui les dépassent souvent de 30 ou de 40 cm. Nous donnons plus de détails sur les différentes facettes de l'accessibilité et de l'adaptation de l'environnement d'une personne de petite taille dans le chapitre 4, intitulé « Adaptation de l'environnement ».

CHAPITRE 3

Participation sociale des personnes de petite taille

Psychologie des personnes de petite taille

Chaque personne de petite taille a sa personnalité. Cependant, en raison de leur déficience physique, on peut constater plusieurs tendances sur le plan psychologique, communes à beaucoup de personnes de petite taille.

Dans une société comme la nôtre, où les idées préconçues sur la beauté sont tenaces et où on considère que le succès n'appartient qu'à ceux et celles qui sont beaux, grands et forts, l'enfant ou l'adulte de petite taille peut ressentir un sentiment d'infériorité. Certains éprouvent même une certaine honte de leur stature et de ne pas se sentir capables d'accomplir les mêmes choses que les autres personnes de taille normale. Dans un tel état d'esprit, il n'est pas rare qu'ils se sentent dépressifs et se replient sur eux-mêmes. Ils ont finalement à faire un deuil: ils doivent renoncer à jamais à l'idée d'avoir une taille normale.

Les parents doivent donc aider leur enfant à accepter sa condition, à considérer sa taille comme une caractéristique de sa personne, parmi d'autres: il est petit, certes, mais il possède d'autres caractéristiques dans sa personnalité ainsi que des talents qui lui donnent, malgré tout, des avantages sur son entourage: une grande détermination, un côté débrouillard, un esprit social qui le fait aimer de son entourage, des talents artistiques ou une grande force dans certaines matières scolaires, etc. En quelque sorte, les parents doivent trouver des moyens de renforcer chez leur enfant l'estime de soi et lui donner confiance en ses propres capacités. En comprenant que sa petite taille n'est qu'une partie de lui-même et qu'il a bien d'autres talents pour réussir dans la vie, il acceptera plus facilement sa condition.

L'enfant doit également comprendre que sa déficience lui amène certaines limitations dans ses gestes. Toutefois, il existe plusieurs moyens de les contourner (voir le chapitre 4 « Adaptation de l'environnement »). Enfin, il comprendra que son principal handicap est beaucoup lié aux barrières qu'il s'impose à lui-même, psychologiquement, et non seulement à ses limitations physiques.

Cependant, il ne faut pas tomber dans l'excès inverse : en effet, certaines personnes de petite taille veulent se surpasser dans de nombreux domaines pour compenser leurs limitations physiques. Cette réaction est saine, car elle entraîne un sentiment de valorisation et de fierté, mais ce comportement ne doit pas dépasser certaines limites, au point de fuir la réalité et de nuire à la santé de la personne. L'enfant doit apprendre que, en tant que personne de petite taille, il n'a pas besoin d'obtenir de meilleurs résultats que tout le monde pour être apprécié. On doit encourager et valoriser davantage sa volonté de prendre part activement à la vie en société, c'est ce qui le rendra appréciable aux yeux de son entourage.

Enfin, certaines personnes de petite taille se complaisent au contraire inconsciemment dans leur état de personne plus petite que la moyenne, en tentant d'en retirer le plus d'avantages possibles. La petite taille devient alors prétexte à éviter toute situation évaluative ou compétitive. Cette attitude cache des sentiments d'anxiété très profonds, mais elle est plutôt rare.

Vaincre les préjugés de la population par rapport au nanisme

Cependant, il faut être réaliste, il n'est pas facile pour des personnes de petite taille de se faire accepter par la population. Il y a d'abord l'aspect physique, dont on parlait dans la section précédente : le malaise que la majorité des gens éprouve devant une personne trop grosse ou trop maigre, trop petite ou trop grande par rapport aux critères de beauté en vigueur dans la société. Ce malaise se traduit souvent par une difficulté à aborder ces personnes. On accorde beaucoup plus d'importance à la caractéristique physique de la personne qu'à sa personnalité. On finit par penser que la personne qui a une déficience physique est également diminuée mentalement : on lui parle plus fort ou on s'adresse à elle comme à un enfant, en espérant qu'elle comprenne mieux ainsi. Cette attitude est encore plus présente vis-à-vis des personnes de petite taille. Étant donné leur stature, on a tendance à les considérer très longtemps comme des enfants et à s'adresser à eux en conséquence.

Toutefois, les personnes de petite taille affrontent un étrange paradoxe concernant les préjugés que le reste de la population entretient à leur égard : malgré leur déficience et le regard mêlé de pitié et de condescendance qu'elle porte sur eux, la population a de la difficulté à les considérer comme des personnes handicapées quand vient le temps de leur offrir des aides techniques, de créer des programmes pour faciliter leur intégration dans la société et, enfin, de respecter leurs droits en tant que personne en situation de handicap. On nie souvent ce handicap, comme si on se disait : « Ils sont tout simplement petits, et alors ? En quoi leur vie est-elle rendue plus difficile ? » Dans l'imaginaire collectif, il est plus facile de se faire une idée des obstacles qu'affronte une personne en fauteuil roulant ou une personne aveugle dans sa vie quotidienne. Pour la population, une personne de petite taille ne correspond pas à l'image que l'on se fait d'une personne handicapée.

Ce manque de compréhension a des conséquences fâcheuses pour les personnes de petite taille, car celles-ci se retrouvent entre deux catégories de personnes : elles ont des limitations fonctionnelles dans toutes les facettes de leur vie, mais elles ont de la difficulté à se faire reconnaître comme personnes handicapées et à faire valoir leurs droits concernant l'intégration au travail, l'intégration scolaire, l'adaptation de domicile ou de véhicule, les programmes de subvention salariale, etc.

Intégration scolaire

La société paraissant peu accueillante envers les personnes de petite taille, il est donc important de favoriser, dès le plus jeune âge de l'enfant de petite taille, des contacts avec les autres enfants de taille normale.

Avantages de l'intégration dans une école régulière

Idéalement, le contact social devrait commencer dès la garderie: il est bénéfique aussi bien pour l'enfant de petite taille, car cela contribue à le rendre plus autonome, que pour les autres enfants du groupe qui apprennent ainsi à côtoyer des personnes différentes et à les considérer comme des personnes à part entière, en respectant leur dignité. L'accès au réseau de l'éducation est déterminant pour l'intégration sociale de l'enfant: l'école est à la fois un lieu d'apprentissage et de socialisation pour tous les enfants, qu'ils aient ou non une déficience.

Lors de ce premier contact avec le monde extérieur, l'enfant de petite taille prend peu à peu conscience de sa différence. C'est une étape déterminante dans le processus de socialisation. Il noue des liens privilégiés avec quelques enfants de son groupe. Ceux-ci lui posent souvent les premières questions concernant sa condition. Un jour, l'enfant arrive à la maison en s'interrogeant lui-même sur sa petite taille, en rapportant à ses parents les propos qu'il a entendus pendant la journée. Il est alors très important qu'il trouve des réponses à ces questions. Encore une fois, il ne doit pas avoir l'impression que ses parents essayent de lui cacher quelque chose. De plus, leurs réponses lui donnent les moyens de renseigner à son tour ses amis: ainsi, il a le sentiment de ne pas perdre la face et est même fier de pouvoir, lui-même, les informer. Enfin, l'intégration est toujours facilitée quand la personne est dotée d'un bon sens de l'humour. Bien souvent, les parents doivent aussi répondre eux-mêmes aux remarques des autres enfants.

> *Beaucoup d'élèves posent des questions sur la condition de mon enfant, on me dit que je devrais lui donner plus à manger, qu'il est petit parce qu'il ne mange pas assez. Je leur explique qu'il a une condition génétique et que lorsqu'un bébé arrive dans le ventre d'une maman, il n'est qu'une petite cellule minuscule, mais qui contient beaucoup d'information, c'est comme un livre et chaque histoire est différente, c'est ce qui fait qu'on est tous unique, qu'il y a des gros, des grands, des petits et des gens de toutes les races aussi. Il avait été décidé dans mon ventre que Samuel aurait les yeux bleus et les cheveux bruns, ses traits de personnalité aussi étaient définis ainsi que sa petite taille.*

Si les parents pensent que les remarques désobligeantes envers leur enfant ont tendance à le toucher et qu'ils ne trouvent pas de moyens de le soulager, un psychologue peut les aider à affronter cette situation.

Lorsqu'il y a des moqueries, ce qui se fait de plus en plus rare, le psychologue de l'école rencontre l'ami qui se moque de Samuel, et avec des marionnettes, ils discutent ensemble de la situation, ce qui permet à l'autre élève de se mettre à la place de Samuel et de mieux le comprendre. Ça va très bien à l'école en général.

Contrairement à ce que laissent croire certains préjugés mentionnés précédemment, la petite taille de l'enfant ne va pas de pair avec des capacités intellectuelles réduites : les fonctions intellectuelles de l'enfant de petite taille sont intactes. Rien n'indique que ces enfants possèdent une intelligence sous la moyenne. On constate même que de plus en plus d'adultes poursuivent des études universitaires. Cependant, les enfants peuvent éprouver parfois des difficultés d'apprentissage (voir la section « Troubles neuropsychologiques »). Aucune cause biologique ne permet pour l'instant d'expliquer ces difficultés. Toutefois, l'enfant qui est mis dans des conditions favorisant son apprentissage est parfaitement apte à poursuivre des études en milieu scolaire normal. C'est pourquoi nous insistons pour privilégier l'intégration de ces enfants dans des classes ordinaires. Rien ne justifie de douter de leurs capacités intellectuelles. À ce propos, nous déplorons que certaines écoles insistent pour leur faire passer toutes sortes de tests psychologiques.

Nous admettons qu'il est sans doute déstabilisant pour le personnel d'une école de devoir s'occuper d'un enfant de cinq ans qui ne pèse que 5,5 kg (12 livres). Cependant, une bonne information au personnel de l'école et un travail de concertation au sein d'une équipe multidisciplinaire impliquant les parents de l'enfant, une ergothérapeute, le personnel enseignant et la direction de l'école permet l'intégration de l'enfant dans son école dans les meilleures conditions. Les écoles qui montrent une ouverture d'esprit pour accueillir ces enfants n'hésitent pas, bien souvent, à communiquer avec l'Association des personnes de petite taille du Québec pour leur demander une formation ou des renseignements sur le nanisme et ses conséquences sur la vie de l'enfant. Dans tous les cas, il faut éviter que l'enfant se sente mis à l'écart du reste du groupe ou de sa classe. Il faut donc faire en sorte, le plus possible, que les adaptations lui assurent un séjour à l'école en toute sécurité et lui permettent de suivre les autres enfants en toute autonomie.

Faciliter l'intégration scolaire de l'enfant

Les besoins d'un enfant de petite taille qui fréquente l'école concernent différents domaines: transport adapté, accessibilité au bâtiment de l'école, accès aux toilettes, table de travail et chaise adaptées (chaise Tripp-Trapp® ou d'autres modèles équivalents), accompagnateur pendant les heures de classe pour l'aider à porter ses affaires, à s'habiller ou à se déplacer dans l'école, etc. Au primaire, un programme du gouvernement québécois permet d'acquérir gratuitement un deuxième exemplaire de chaque manuel scolaire afin qu'il n'ait pas besoin de les transporter tous les jours entre son domicile et l'école. Il est possible aussi de lui acheter un chariot pour tirer plus facilement son sac d'école ou d'opter pour un sac auquel sont intégrées des roues et une poignée de traction, comme on en trouve de plus en plus.

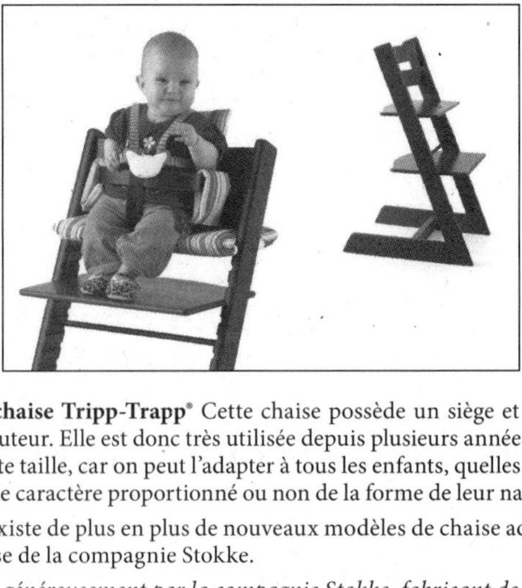

Figure 11: La chaise Tripp-Trapp® Cette chaise possède un siège et un appui-pieds ajustables en hauteur. Elle est donc très utilisée depuis plusieurs années par les parents d'enfant de petite taille, car on peut l'adapter à tous les enfants, quelles que soient leurs dimensions ou le caractère proportionné ou non de la forme de leur nanisme.

Cependant, il existe de plus en plus de nouveaux modèles de chaise adaptée qui équivalent à la chaise de la compagnie Stokke.

Photos fournies généreusement par la compagnie Stokke, fabricant de la chaise Tripp-Trapp, avec l'autorisation de les reproduire.

Au Québec, les centres de réadaptation en déficience physique se chargent en général des évaluations préscolaires (dans les domaines requis) pour les enfants de leur région qui vont commencer l'école à la rentrée suivante. Les centres de réadaptation et les commissions scolaires d'une même région peuvent travailler en partenariat pour intégrer des élèves de petite taille dans les écoles de quartier.

Si les démarches ne sont pas entamées par le centre de réadaptation, les parents doivent annoncer à la direction de l'école, dès leur premier contact pour inscrire leur enfant, que celui-ci a une déficience qui engendre des besoins particuliers. Afin de favoriser la compréhension de la condition de l'enfant, nous conseillons fortement aux parents de rassembler tous les renseignements dont ils disposent : information médicale, évaluation d'ergothérapeute, de physiothérapeute, d'éducatrice en garderie, d'orthophoniste et tout autre élément qu'ils jugent pertinent. Ils peuvent mettre ce dossier à jour à mesure que l'enfant grandit et le conserver tout au long de son parcours scolaire. La direction organise ensuite une rencontre avec les parents et les différents intervenants, dont une ergothérapeute, pour identifier les besoins réels de l'enfant. L'évaluation de l'ergothérapeute est primordiale, car les besoins d'un enfant de petite taille varient d'un enfant à l'autre. Cette professionnelle est en mesure d'identifier précisément les besoins particuliers d'un enfant en matière d'adaptation de son environnement qu'elle consigne dans son rapport d'évaluation. La direction de l'école peut se baser sur ce document pour mettre en place les modifications à entreprendre et prévoir l'accompagnement nécessaire pour permettre à l'enfant de petite taille de fréquenter l'établissement en toute sécurité.

Certains parents hésitent à décrire les limitations de leur enfant, car ils ont l'impression, en agissant ainsi, de le rabaisser. Ils peuvent craindre aussi de rebuter l'école et de voir leur enfant marginalisé ou orienté, sans raison, vers une classe spéciale. Pourtant, les parents ne doivent pas hésiter à signaler toute limitation qui leur semble importante. Grâce à des programmes du gouvernement du Québec (dont certains sont répertoriés plus loin dans l'ouvrage), certains frais ne leur seront pas réclamés s'ils sont nécessaires pour combler des besoins clairement identifiés dans les rapports des professionnels concernés ou dans le plan d'intervention fait par l'école.

Par exemple, s'il est reconnu que l'enfant ne peut pas marcher sur de longues distances, les parents n'ont pas à payer le transport scolaire; le restaurant du midi à l'école est gratuit si on reconnaît que l'enfant est obligé, en raison de ses limitations, de rester à l'école à l'heure du midi. Cependant, ces frais ne sont pas pris en charge par les programmes gouvernementaux si les parents ont omis de les mentionner.

Concernant l'environnement immédiat de l'enfant dans sa classe, les adaptations consistent, en général, en peu de chose: un pupitre de travail et une chaise adaptés, un crochet abaissé, un siège de toilette, un casier mobile, etc. (Pour plus de détails, voir le chapitre 4 « Adaptation de l'environnement »). Nous encourageons également les parents à lire le document rédigé par l'Association québécoise des personnes de petite taille, intitulé *L'inclusion scolaire des enfants de petite taille – Guide à l'intention des parents* et destiné à informer les parents sur les démarches, les aides et leurs droits en matière d'intégration scolaire de leur enfant.

Toutes ces démarches peuvent prendre beaucoup de temps (analyse des besoins de l'enfant et mise en place des adaptations nécessaires à son intégration). Afin de mettre toutes les chances de leur côté, les parents doivent donc commencer ces démarches très tôt, idéalement entre les mois de janvier et avril de l'année où l'enfant entre à l'école.

De la garderie aux études postsecondaires

L'enfant a besoin d'adaptations pendant toute sa scolarité, depuis la garderie ou la maternelle jusqu'à ses études postsecondaires. Cependant, elles évoluent avec son âge, à mesure qu'il grandit et gagne en force musculaire et en autonomie.

À noter que certaines écoles accueillent des élèves de la maternelle jusqu'au secondaire. Lorsqu'un enfant fréquente une telle école, cela facilite le suivi de ses adaptations et favorise sa transition entre les différents niveaux de scolarité. De plus, à moins d'un changement de direction de l'école, les parents ont une seule démarche d'approche à faire pour les convaincre d'accueillir leur enfant. De plus, celui-ci fréquente les mêmes élèves durant toute sa scolarité. Cela rend son adaptation plus facile.

Ces écoles peuvent donc constituer une bonne option à considérer s'il en existe dans le quartier où habitent les parents.

> *« J'ai trouvé une école privée qui enseigne de la maternelle au secondaire 5 et j'ai envoyé mes deux fils à cette école. J'ai choisi l'école privée surtout pour le respect entre jeunes qui était très primordial pour moi. C'est une petite école où les enfants grandissent ensemble, donc l'adaptation fut facile. Au primaire, Karim était la mascotte et au secondaire ses compagnons avaient une grande admiration pour lui. Malheur à qui voulait l'"écœurer" » !*

Puisque l'enfant bénéficie d'adaptations au primaire, la tâche des parents est facilitée pour leurs démarches auprès de la direction de l'école secondaire. Ils peuvent alors utiliser à nouveau le dossier médical qu'ils avaient préparé pour le primaire. De plus, les dispositifs d'adaptation appartiennent à la commission scolaire. Donc, si l'enfant ne change pas de commission scolaire, il peut apporter ces dispositifs dans sa nouvelle école quand ils sont amovibles, comme une chaise adaptée ou un monte-personne.

Au secondaire, afin d'éviter à l'enfant de trop grands efforts au moment du changement de salle de classe, les parents peuvent demander que l'enfant suive les cours dans des locaux situés au rez-de-chaussée ; qu'il quitte la salle cinq minutes avant les autres pour éviter d'être pris dans un flot d'élèves qui l'exposeraient à des bousculades tout en lui permettant d'arriver à l'heure au prochain cours. Si la direction de l'école ne peut pas s'assurer qu'il soit dans des locaux au rez-de-chaussée, il faut idéalement qu'il ait accès à un ascenseur, sinon, s'il doit emprunter l'escalier, l'école doit installer une deuxième rampe, à la hauteur de l'enfant.

De plus en plus, les collèges et les universités présentent des rampes d'accès et des ascenseurs qui facilitent l'accès aux bâtiments et les déplacements sécuritaires dans les locaux pour les personnes en situation de handicap. Les établissements ont de plus en plus souvent un bureau d'intégration des étudiants handicapés. Nous encourageons donc le jeune élève de petite taille à communiquer avec le personnel du bureau d'intégration qui est en mesure de lui indiquer les ressources offertes, car celles-ci varient souvent d'un établissement à l'autre.

Adolescence et vie amoureuse[1]

Le nanisme est dû à un défaut de la croissance des os. Il épargne donc le plus souvent les organes génitaux et le système de reproduction, excepté dans le cas du syndrome de Turner qui entraîne une absence de signes sexuels secondaires et rend stériles les filles concernées.

Souvent, que les jeunes soient ou non de petite taille, les questions entourant la vie amoureuse, plus particulièrement la sexualité et la recherche d'un partenaire, commencent à les préoccuper au début de l'adolescence, lorsque les transformations du corps deviennent de plus en plus évidentes et qu'ils commencent à ressentir les premiers émois.

C'est pourquoi nous avons choisi d'aborder les aspects particuliers de l'adolescence des personnes de petite taille en même temps que les questions reliées à la vie amoureuse, particulièrement la recherche d'un partenaire.

Prise de conscience de sa condition

Le plus souvent, le diagnostic de nanisme est posé à la naissance ou dans les premières années de vie. Les parents ont donc le temps d'apprendre à l'enfant à prendre conscience de sa condition et à l'apprivoiser. Pourtant, il arrive que ce soit seulement à l'adolescence que le jeune comprenne vraiment qu'il est différent des autres adolescents et, surtout, qu'il n'a aucune chance de grandir davantage. En plus de tous les bouleversements émotionnels liés à l'adolescence, le jeune de petite taille doit alors vivre le deuil de sa taille.

> *— Faye a appris sa condition à 13 ou 14 ans. On lui a dit: « Tu ne grandiras plus, tu seras une personne de petite taille. Ça finit là. » Au début, elle a pensé que c'était un mauvais rêve, mais au fil du temps, elle a commencé à réaliser. Elle a dû faire son deuil de ne plus grandir.*

---

1. Dans cette section, nous avons rapporté, en italique, quelques expériences et des propos d'adolescents de petite taille, Faye, Charlène, Chloé, Karim, Anthony et Vincent, de leurs amis et de leurs parents, extraits des reportages « L'adolescence : un défi de taille » ; ainsi que quelques extraits d'adultes tirés de la vidéo « Question de taille ».

Trouver un partenaire amoureux n'est jamais chose simple, mais les personnes de petite taille affrontent beaucoup plus de difficultés que les autres, autant chez les filles que chez les garçons.

— Marianne, une amie de Faye, raconte: « Les gars avaient peur de se faire niaiser. Ils ont beau l'adorer, l'aimer, les garçons pensent que les autres vont se moquer. »

C'est très difficile pour un garçon de petite taille de montrer ses sentiments à une jeune fille, car elle lui répond: « Karim, tu es un gars super cool, je t'aime bien, mais... » Personne n'aime entendre ça. Donc le jeune se referme. Encore une fois, je lui dis de faire confiance au temps.

Charlène rencontrait des garçons, mais ils disaient qu'eux n'étaient pas intéressés. « Je savais bien pourquoi », confie-t-elle.

Quelles sont les raisons auxquelles pense cette jeune femme de petite taille? Elles peuvent être nombreuses, mais nous allons exposer ici seulement les plus fréquentes et essayer de voir comment les adolescents réagissent à cette situation. Nous voulons donner quelques moyens pour aider les adolescents de petite taille à surmonter ces obstacles qui les empêchent parfois d'avoir une vie sociale enrichissante, de trouver un partenaire de vie et de vivre une sexualité, comme les autres jeunes de leur âge.

Les défis de l'adolescent de petite taille pour trouver un partenaire

Les défis sont nombreux, à commencer par celui d'aimer son propre corps, contesté par les autres et par soi-même. L'adolescent commence à vouloir plaire aux autres. Pour cela, il doit accepter son corps et ses traits physiques, bref se trouver beau. Or, dans notre monde qui valorise les personnes grandes, bien proportionnées, les adolescents de petite taille affrontent un véritable défi. De plus, les préjugés sont courants, comme nous l'avons vu. Plusieurs jeunes ont donc tendance à dévaloriser leur image. D'autres, pourtant, s'acceptent totalement comme ils sont et retournent plutôt le défi vers les personnes de taille normale:

— Charlène pratique la nage synchronisée, elle adore ça. Elle n'éprouve aucune gêne à montrer son corps. « Ceux qui ne veulent pas me voir n'ont qu'à regarder ailleurs », clame-t-elle.

Quant aux préjugés, ils sont déjà nombreux envers la personne de petite taille, concernant ses capacités physiques et intellectuelles, mais ils existent aussi lorsqu'on évoque ses capacités à vivre une sexualité satisfaisante.

— « Les gens se demandent si une personne de petite taille peut avoir les mêmes sensations lors des relations sexuelles, si leurs organes génitaux sont faits pareil, si les femmes ont des menstruations, si elles peuvent faire l'amour et comment », s'étonne une dame de petite taille, enceinte.

De plus, les couples mixtes (dont l'un est de taille normale) doivent souvent soutenir les regards curieux des personnes qu'ils croisent dans la rue.

— Charlène pense que les préjugés des autres envers leur couple constituent un très grand obstacle, mais que son copain, David, arrive à passer par-dessus ces préjugés. Celui-ci explique à son tour que Charlène l'a beaucoup aidé. Au début, il était un peu gêné, mais maintenant ils se promènent main dans la main, « n'importe où, n'importe quand » !

Toutes ces difficultés à trouver un partenaire ont des conséquences variées dans la vie des adolescents.

Les conséquences dans la vie de l'adolescent

Devant ces obstacles, certains adolescents finissent par prendre conscience des conséquences de leur condition sur leur avenir.

— Charlène raconte que le début de l'adolescence a été la période la plus difficile. « Tous les gens autour de moi étaient grands. Je voyais les gens se bâtir une vie autour de moi, se trouver des amoureux, mais les garçons me disaient « non, car tu es différente », fait-elle remarquer.

En voyant ces obstacles, les adolescents de petite taille réagissent parfois de façon extrême, dans deux sens opposés : les jeunes filles font parfois preuve de coquetterie agressive et les jeunes garçons adoptent un comportement viril plus prononcé. Inversement, ils peuvent aussi se replier sur eux-mêmes.

— Au secondaire, Faye venait juste d'apprendre la raison de sa petite taille. Elle s'est sentie davantage rejetée qu'au primaire. Elle ne voulait personne avec elle.

Certains adolescents de petite taille essaient plutôt d'oublier le caractère particulier de leur condition et ses effets sur leur aspect physique pour mieux se percevoir dans un autre groupe d'appartenance. Ces adolescents refusent le plus souvent le contact avec d'autres personnes de petite taille. Cette attitude, quand elle reste modérée, leur donne l'énergie nécessaire pour surmonter les obstacles qui se dressent sur leur chemin et facilite leurs contacts avec les autres, ainsi que leur participation à la vie en société. Mais quand elle est poussée à l'extrême, cette attitude complique leurs rapports sociaux et augmente leur déception lorsqu'un événement les ramène à la réalité.

— Faye avoue qu'elle oublie souvent sa condition, mais il lui arrive toujours quelque chose qui la lui rappelle. « Comme, par exemple, lorsque je joue au billard », raconte-t-elle.

Comment aider les adolescents à surmonter ces obstacles et leurs craintes afin qu'ils vivent pleinement leur adolescence et abordent leur vie d'adulte en toute confiance ?

Aider les adolescents à relever ces défis

Donner confiance

Les premiers à pouvoir donner confiance à ces adolescents sont leurs parents. Comme on le mentionnait dans la section « Attitudes envers l'enfant de petite taille », il est important de ne pas les surprotéger. Cette attitude doit être adoptée dès leur plus jeune âge et se maintenir jusqu'à ce qu'ils atteignent l'âge adulte ou tant qu'ils vivent au domicile des parents. L'enfant bâtit son estime en partie dans le regard que ses parents posent sur lui. S'il sent qu'ils ont confiance dans ses capacités, s'il se rend compte qu'ils l'encouragent à accomplir des tâches tout seul, à prendre des responsabilités et des initiatives, il peut plus facilement vaincre ses appréhensions.

« Il ne faut pas développer sa frustration, mais apprendre avec l'enfant comment vivre le mieux possible avec ses limitations. Surtout, développer son estime personnelle, l'entourer d'amour et l'accepter tel qu'il est. Je ne suis pas inquiète pour son avenir, je sais qu'il réussira sa vie. Je me demande ce qu'il choisira de faire, mais je sais que de belles possibilités se présenteront à lui. Il a un tempérament déterminé et une très belle personnalité. Il est également très travaillant. Ça sera un travailleur manuel, selon moi. »

Il apprendra ainsi à devenir autonome petit à petit. Pour faciliter cette autonomie, les parents doivent être conscients de ses limites, adapter son environnement et lui fournir les aides techniques que sa condition nécessite (voir plus loin la section « Adaptation de l'environnement »).

— La mère de Vincent avoue : « Si on le surprotège, si on le met dans une bulle, ça ne l'aidera pas. "Pas capable", ça n'existe pas dans notre vocabulaire. C'est juste un adolescent comme les autres, il faut simplement adapter les choses pour lui. »

Malgré la tentation, il ne faut surtout pas aider sans cesse le jeune sous prétexte de lui épargner de la fatigue ou de lui permettre de gagner du temps. Il faut être patient et respecter son rythme.

— La sœur d'Anthony explique : « Il doit être capable de se débrouiller tout seul et, surtout, il doit sentir qu'il en est capable. On a tendance à tout faire pour lui éviter de se fatiguer. »

Vivre des expériences

Un autre moyen de donner confiance à l'adolescent de petite taille consiste à lui permettre le plus possible, en fonction de ses goûts, des moyens disponibles et de la capacité de la famille, de vivre des expériences qui le rendront heureux, qui lui donneront le sentiment de s'accomplir, parfois même de se dépasser dans une activité qu'il affectionne particulièrement. Ainsi, dans le reportage *L'adolescence : un défi de taille*, on voit des jeunes qui s'adonnent à des passe-temps qui les passionnent et qui les rendent heureux : Charlène pratique la nage synchronisée, Karim le karaté depuis l'âge de 9 ans, Chloé joue de la flûte et du piccolo dans une harmonie, Vincent fait des sorties en traîneau à chiens, que des amis de ses parents ont adapté à sa taille.

— *La mère de Vincent confie: «Ou tu vis ta vie ou tu la subis: il faut vivre le plus d'expériences possibles et les savourer. Vincent vit des choses que peu d'autres vivent. C'est important, car il se sent différent des autres, mais pour des choses que les autres lui envient.»*

Les amis

À l'adolescence, les jeunes cherchent à sortir de plus en plus du cocon familial. Les amis prennent une place beaucoup plus grande dans leur vie. Cependant, pour un adolescent de petite taille, les préjugés compliquent la possibilité d'établir des contacts avec l'extérieur et de créer des liens d'amitié. Si les personnes de taille normale ont des préjugés, l'adolescent a un défi à relever: celui de faire le premier pas! Dans cette démarche, son attitude envers les autres est sa première alliée: un adolescent souriant, qui a de l'humour et qui est un peu extraverti augmente ses chances d'attirer l'attention sur lui de manière favorable.

— *Geneviève, une femme de 30 ans, avoue qu'elle se sent tout à fait à l'aise avec les autres. Elle n'a aucun complexe et, dans un groupe, se fait plutôt remarquer par son dynamisme que par sa taille.*

— *Chloé, une adolescente qui a le syndrome de Seckel, fait partie de l'harmonie à vent de son collège; elle joue de la flûte et du piccolo. Au début, elle se demandait s'ils allaient l'accepter. Les autres jeunes du groupe lui ont posé des questions. Elle n'a pas hésité à leur répondre. Quand ils ont su un peu plus qui elle était, les rapports ont été meilleurs. Elle se dit un peu «fofolle» et, selon elle, c'est plus facile ainsi de s'intégrer dans le groupe.*

Dans un autre reportage intitulé *Question de taille*, un homme adulte de petite taille avoue: «Si t'es timide, introverti, gêné, tu vas avoir des problèmes. En général, il faut faire les premiers pas. Si tu es introverti, que tu as la chienne d'aller voir du monde, tu vas rester tout seul.»

Les personnes qui se lient d'amitié avec un adolescent de petite taille sont ensuite, très souvent, des personnes sur lesquelles le jeune peut compter. Ce sont en général des personnes à l'esprit ouvert et qui ont vu dans l'adolescent la personne d'abord, qui ont aimé sa personnalité en mettant sa condition et son apparence physique au second plan. Souvent, ils n'hésitent pas à défaire ensuite les préjugés des autres à l'égard de leur ami:

— Marianne, l'amie de Faye explique: « Quand Faye se faisait niaiser, je la défendais. J'étais fâchée que quelqu'un se moque d'elle. Je leur disais, elle est normale, pas différente, juste plus petite que nous autres. »

Leur donner des modèles

Si l'adolescent de petite taille connaît des adultes qui ont, comme lui, une forme de nanisme et qui ont réussi leur vie, cela peut l'inspirer et lui montrer que, même si une personne est de petite taille, il lui est possible de se construire une vie enrichissante, d'avoir une vie de famille, des enfants, d'exercer un travail qui lui plaît, etc. Malheureusement, il existe peu de modèles pour les personnes de petite taille parmi les personnalités publiques. Sur ce point, l'Association québécoise des personnes de petite taille (AQPPT) peut être importante pour les adolescents, en leur donnant l'occasion de rencontrer des personnes plus âgées qui se sont construit une vie dont elles sont fières.

— Faye était réticente à aller aux activités de l'AQPPT. C'est sa mère qui l'a finalement convaincue. Faye avoue que lorsqu'elle a commencé à participer aux activités de l'AQPPT, elle a compris qu'elle n'était pas toute seule. « Ça m'a fait du bien de voir que l'on peut vivre avec ça », confie-t-elle.

Faire grandir les os et l'estime de soi?

Ainsi que nous l'avons mentionné dans la section sur les allongements des os et sur le traitement à l'hormone de croissance, il faut vraiment être conscient que dans la plupart des cas, ces traitements permettent à l'adolescent de grandir d'une dizaine ou d'une quinzaine de centimètres, mais qu'ils ne règlent pas tout. En particulier, le jeune reste quand même plus petit que ses semblables et certains traits caractéristiques du nanisme persistent, en particulier ceux du visage.

Ainsi, considérant la lourdeur, les complications possibles de ces traitements et le fait que les résultats ne sont pas garantis pour tous les jeunes de petite taille, l'adolescent doit bien réfléchir avant de prendre sa décision. Si sa principale motivation pour subir l'un ou l'autre des traitements est qu'il ne s'accepte pas du tout comme personne de petite taille, ces traitements ne réussiront peut-être pas à rétablir sa confiance en lui. Dans ce cas-là, il pourrait s'avérer nécessaire, pour l'aider à s'accepter en tant que personne de petite taille, de lui offrir une consultation en psychologie avant de prendre une décision.

Chaque personne a ses raisons de décider d'accepter ou de refuser ces traitements :

— *Marylène et Joannie, deux adolescentes qui ont été traitées avec l'hormone de croissance, sont vraiment ravies du résultat, même si leur taille finale est inférieure de 10 centimètres environ à la taille moyenne d'une femme. « Le gain de taille obtenu grâce au traitement nous permet de nous savoir moins différentes des autres », confient-elles.*

Inversement, d'autres personnes qui ont accepté leur condition de personne de petite taille et, parfois, y trouvent même un certain avantage, n'éprouvent pas le besoin de gagner quelques centimètres.

— *C'est le cas de Geneviève, 34 ans. Elle n'est pas sûre qu'elle voudrait grandir. Elle se trouve bien comme ça. Elle peut tout faire, tous les sports. La question est juste de savoir comment le faire. Elle travaille dans le milieu des arts, du théâtre. Sa petite taille est, selon elle, un avantage : elle est reconnue facilement et fait une impression forte tout de suite.*

Il appartient donc à chacun de discuter avec sa famille, ses amis, son médecin, ses parents pour prendre une décision la plus éclairée possible, qu'on ne regrettera pas ensuite.

Pour conclure cette section sur l'adolescence, nous recommandons vivement la lecture d'un document intitulé *Prêt ! Pas prêt ! Je vieillis !* (voir la référence à la fin du présent ouvrage), conçu pour favoriser la participation sociale des adolescents vivant avec une déficience motrice et pour faciliter leur transition vers l'âge adulte. Il est le résultat d'une recherche qui s'est déroulée sur trois années, de 2003 à 2006. Les chercheuses ont rencontré une centaine de participants originaires de trois régions du Québec. Le document est un condensé des résultats de cette recherche. Dans cet ouvrage, toute l'information est donnée à l'adolescent pour qu'il se prenne en charge lui-même concernant les soins personnels, les aides techniques, les études, le travail, l'alimentation, l'amitié, l'amour et la sexualité, le transport, les loisirs, l'aspect résidentiel, l'aide financière et les droits.

Intégration au travail

La plupart des métiers et des professions sont accessibles aux personnes de petite taille. Toutefois, celles-ci doivent éviter de choisir un travail exigeant une grande taille ou une grande force physique, bien que l'on retrouve des personnes de petite taille dans des professions très diversifiées : comptable, téléphoniste, psychologue, orienteur, microbiologiste, animateur, orthopédagogue et même… chauffeur de poids lourds !

Le choix professionnel doit s'orienter suivant les goûts, les champs d'intérêt et les aptitudes de la personne.

Étant donné leurs limitations physiques, on encourage fortement les jeunes de petite taille à poursuivre des études universitaires. L'instruction leur facilite l'accès au marché du travail pour deux raisons principales : premièrement, ils sont davantage polyvalents. Ils développent des aptitudes qu'ils peuvent appliquer dans différents domaines d'activités. Deuxièmement, les études leur donnent accès à des professions qui sont, généralement, moins exigeantes physiquement.

La recherche d'un emploi est souvent difficile pour tout le monde, mais le défi est encore plus grand pour une personne qui présente une déficience physique très visible. Les futurs employeurs associent souvent les limitations physiques à un déficit intellectuel ou à un manque de productivité de la personne. Ils craignent de devoir faire des adaptations compliquées et coûteuses, ils supposent que la personne de petite taille devra s'absenter souvent de son travail, etc.

L'adulte de petite taille devra alors souvent prouver ses compétences, défaire les préjugés de son interlocuteur et faire connaître les subventions auxquelles l'employeur a droit en embauchant une personne qui présente des limitations au travail. À ce propos, il est bon que la personne de petite taille à la recherche d'un emploi connaisse aussi ses droits en matière d'accès à l'emploi pour en informer son employeur potentiel.

Les répondants à l'enquête de l'AQPPT de 2005 disent que, en raison de leur santé ou condition, au cours des cinq dernières années :

On leur a refusé un emploi	50 %
On leur a refusé l'accès à de la formation	18,8 %
On a mis fin à leur emploi	12,5 %

Afin d'inciter les employeurs à embaucher des personnes en situation de handicap, le gouvernement québécois a mis en place plusieurs mesures qui sont, essentiellement, les subventions pour le salaire et l'adaptation du poste de travail. La première, connue sous le nom de Contrat d'intégration au travail (C.I.T), fait en sorte que l'employeur ne paye qu'un certain pourcentage du salaire de son employé qui présente une déficience physique. L'autre partie est défrayée par le gouvernement. La deuxième mesure permet à l'employeur d'adapter le poste de travail de son employé (armoires plus basses, table de travail et chaise à la mesure de la personne, toilette adaptée, etc.) sans frais supplémentaires.

Dans ces cas-là, c'est une ergothérapeute qui se déplace sur le lieu de travail de la personne de petite taille pour faire ses recommandations sur les modifications à effectuer dans l'environnement de travail de cette personne.

Pour bien guider les personnes en situation de handicap dans leur recherche d'emploi et maximiser leurs chances de trouver un travail, il existe au Québec de plus en plus d'organismes sans but lucratif (désignés souvent sous le nom de Service externe de main-d'œuvre ou SEMO), dont c'est justement la mission. La liste des SEMO est disponible sur le site Internet www.camo.qc.ca. De plus, une fois que la personne est embauchée, ces organismes se chargent de convoquer une ergothérapeute et de procéder aux demandes de subventions salariales et d'adaptation du poste de travail.

Par leurs conseils ainsi que par l'évaluation des capacités, des compétences et des goûts des personnes qui bénéficient de leurs services, ces organismes leur redonnent confiance en leurs capacités. Cela représente un apport indispensable aux chercheurs d'emploi en situation de handicap, car ils ont souvent peu confiance en leurs capacités. Ce sentiment dévalorisant n'épargne pas les personnes de petite taille : dans l'enquête de l'AQPPT de 2005, on a observé que les personnes de petite taille qui ne travaillaient pas étaient plus nombreuses à penser que leur condition était un obstacle pour trouver un emploi (voir les chiffres dans l'encadré ci-dessous).

Adaptation

50 % des répondants qui disent avoir travaillé en 2004 en ont besoin pour travailler et parmi eux, 37,5 % n'en disposent pas.

Aides techniques*

37,5 % en ont besoin et, parmi eux, 50 % n'en disposent pas.

Horaire flexible

31,3 % en ont besoin d'un et parmi eux 40 % n'en disposent pas.

Réduction du temps de travail

18,8 % en ont besoin d'une et 33,3 % n'en disposent pas.

* Les aides techniques sont des objets courants ou spécialisés qui permettent à une personne en situation de handicap de compenser ses incapacités pour faciliter ses mouvements ou ses déplacements (Voir des exemples dans le tableau 3, à la page 151).

En effet, certaines personnes de petite taille n'osent même pas se lancer à la recherche d'un emploi : elles se disent incapables de travailler à cause de la hauteur des comptoirs, des armoires de classement, de l'accès aux toilettes, etc. Par ignorance, elles n'envisagent tout simplement pas la possibilité d'adapter leur environnement de travail.

75,0 % des répondants sans emploi
31,3 % des répondants travailleurs
pensent qu'un employeur considérerait leur condition comme un désavantage sur le plan du travail.

Au Québec, il est interdit de faire de la discrimination à l'embauche sur différents critères, dont le handicap. Si une personne de petite taille pense être victime de discrimination, elle peut porter plainte auprès de la Commission des droits de la personne et de protection de la jeunesse.

Malgré tous ces efforts, les personnes de petite taille restent encore en marge du marché du travail. Cela se reflète entre autres sur les revenus des ménages (voir encadré ci-dessous).

CATÉGORIE DE REVENUS DU FOYER

Moins de 19999 $	33,3 %
20-29999 $	20,8 %
40-49999 $	4,2 %
60-79999 $	8,3 %
80-99999 $	4,2 %
Plus de 100000 $	4,2 %
Revenus non révélés	25 %

Note : en 2000 au Québec, 36,5 % des ménages avaient un revenu moyen inférieur à 29999 $ et le revenu moyen des ménages était de 49998 $ (49325 $ pour les couples sans enfants en 2005).

CHAPITRE 4

Adaptation de l'environnement

L'environnement, un enjeu important

Un environnement bien adapté à la condition d'un enfant de petite taille joue un rôle important pour préserver sa santé.

Cependant, l'adaptation de l'environnement constitue un enjeu qui dépasse largement le seul domaine de la santé, car cela respecte la dignité de l'enfant et lui permet de devenir plus autonome. Ainsi, il peut sans aide aller où il veut et attraper divers objets (vêtements, livres, ustensiles de cuisine, etc.). Bien des gens se disent qu'il suffit à la personne de petite taille de demander de l'aide à son entourage car celui-ci comprend sa situation et se fera un plaisir de lui donner un coup de pouce. Imaginons le nombre de fois dans une journée où une personne de petite taille devrait demander de l'aide si son environnement était conçu pour des personnes beaucoup plus grandes qu'elle... Des dizaines de fois ? Cette situation, vécue jour après jour, ne serait favorable ni à son autonomie ni au développement de son estime de soi. En adaptant l'environnement, on permet à l'enfant, puis à l'adolescent et à l'adulte, d'être autonome, de travailler, de prendre sa place dans la société tout en respectant sa dignité.

Depuis le début des années 90, on a vu apparaître une nouvelle vision du handicap. On parle de plus en plus de « processus de production du handicap ». On pourrait traduire cette notion par l'expression suivante : « Pas d'obstacle, pas de handicap ». Le handicap, défini comme un désavantage social limitant une personne dans l'accomplissement de ses rôles sociaux (travail, loisirs, études, rôle parental, vie de famille, etc.), est le résultat de plusieurs circonstances qui interagissent: une déficience (ex. le nanisme), les limitations que cette déficience entraîne dans les capacités de la personne (ex. des membres plus courts), les habitudes de vie de cette personne et son environnement (les objets sont souvent hors de portée).

L'idée essentielle, derrière la notion de processus de handicap, consiste à dire que personne n'est handicapé de nature. Chacun a ses propres limitations dans l'accomplissement des gestes de la vie quotidienne, dans ses loisirs, au travail, etc. Ces limitations font en sorte que l'on n'est pas toujours adapté au milieu dans lequel on vit: ainsi, une personne en fauteuil roulant ne peut descendre des escaliers, une personne aveugle ne peut lire de livres. Toutefois, quand on construit des accès en pente à côté des escaliers ou que l'on prévoit des ascenseurs dans les bâtiments, que l'on propose des livres en braille, ou lus et enregistrés sur cassette, ces personnes peuvent se déplacer en toute autonomie ou jouir des plaisirs de la lecture comme tout le monde. Si on construit un monde adapté pour contourner les limitations de chacun, il n'y aura plus de personne handicapée. Le handicap est finalement une notion relative qui dépend de l'environnement dans lequel vit la personne: par exemple, si on pense à une personne aveugle, elle vit de sérieuses difficultés dans notre monde de lumière, mais elle se débrouille beaucoup mieux qu'une personne voyante quand survient une panne d'électricité!

Peu à peu, les personnes qui travaillent pour défendre les droits des personnes «handicapées» ont commencé à modifier leur vocabulaire. On est passé d'abord du terme «les handicapés» à «les personnes handicapées», pour signifier que les personnes qui ont une déficience sont, avant tout, des personnes, des êtres humains. Puis, avec la notion de processus de production de handicap, on parle maintenant de «personnes qui ont des limitations fonctionnelles» ou «personnes en situation de handicap». Ce n'est pas juste un jeu de vocabulaire. Cette nouvelle dénomination signifie beaucoup plus. En parlant de «personne en situation de handicap», on souligne le fait que c'est l'environnement, non adapté aux capacités de la personne, qui la met dans une situation dans laquelle elle a un handicap.

Pour les parents d'un enfant de petite taille, il est très important de se rappeler cette idée de «situation de handicap». De cette façon, ils accorderont beaucoup plus d'importance aux capacités de leur enfant ; ils ne verront pas celui-ci comme un enfant « handicapé » qui dépendra toujours d'eux. Au contraire, ils augmenteront leur confiance en ses capacités de vivre une vie autonome. Ils prendront alors les mesures nécessaires pour adapter son environnement et pour lui permettre d'accomplir seul ses tâches quotidiennes, d'avoir accès aux études et au marché du travail, de participer à des activités enrichissantes avec toute la famille, etc. Même si les démarches sont souvent fastidieuses pour adapter l'environnement de leur enfant et pour faire valoir ses droits à une participation à la société à part entière comme tout citoyen, cette vision des choses leur donnera la force d'aller de l'avant.

De l'intégration à l'inclusion

Depuis qu'on a commencé à défendre les droits des personnes en situation de handicap, les personnes à la tête des revendications réclament des mesures « d'intégration » pour ces personnes. On demandait de prévoir des adaptations pour permettre aux personnes en situation de handicap de s'intégrer et de participer pleinement et de manière autonome à la vie en société.

Peu à peu, le vocabulaire a encore évolué et on a commencé à parler d'inclusion plutôt que d'intégration. Là encore, ce n'est pas juste une question de vocabulaire. On imagine ainsi un monde idéal dans lequel toutes les adaptations seraient prévues dès le départ. Par exemple, en matière de construction d'édifice public, les portes seraient déjà assez larges pour laisser passer un fauteuil roulant, il y aurait systématiquement un ascenseur, une toilette adaptée, une rampe d'accès à l'extérieur pour permettre aux personnes en fauteuil roulant de rentrer dans le bâtiment, etc. Il est beaucoup moins coûteux de prévoir tous ces aspects dès la construction de l'immeuble que de faire des adaptations après coup : élargir les portes, rajouter une toilette adaptée, un ascenseur, etc. De plus, cela montrerait que l'on considère les personnes en situation de handicap comme des citoyens à part entière et non comme un groupe de personnes en marge de la société pour qui on entreprend quelques modifications de l'environnement afin de les accommoder.

Les adaptations de l'environnement et les aides techniques

Les adaptations de l'environnement d'un enfant, puis d'un adulte de petite taille ne sont pas forcément compliquées, mais elles sont nombreuses, car elles dépendent des besoins de la personne et ceux-ci évoluent avec son âge et ses activités.

ADAPTATIONS ET AIDES TECHNIQUES POUR LE MILIEU DU TRAVAIL

	Ont besoin	N'en ont pas
Stationnement accessible	29,2 %	28,6 %
Rampe d'accès	16,7 %	0 %
Ascenseur/siège ascenseur	12,5 %	66,7 %
Portes automatiques	4,2 %	100 %
Poste de travail adapté	45,8 %	36,4 %
Toilette et accessoires accessibles	4,2 %	0%
Chaise ergonomique	45,8 %	18,2 %
Clavier et souris	20,8 %	80 %
Étagères accessibles	54,2 %	38,5 %
Classeurs accessibles	41,6 %	20 %

Lors de l'enquête de 2005 de l'AQPPT, les membres qui avaient un emploi avaient signalé des besoins très divers en adaptation sur leur lieu de travail (voir l'encadré ci-haut).

Les aides techniques pour adapter l'environnement d'une personne de petite taille à ses capacités sont très variées et concernent principalement le domicile, le lieu de travail ou d'études et les transports. Il est impossible d'en dresser une liste exhaustive, mais le tableau suivant montre des exemples des aides techniques les plus courantes.

Tableau 3
Les adaptations, aides techniques et aides à la mobilité

Domicile	École ou travail	Transport
· Banc d'appoint et escabeau	· Quelques bancs d'appoint et escabeau	· Ajout d'extension de pédales au véhicule
· L'aide-lumière pour ceux qui ne peuvent atteindre l'interrupteur · Interrupteurs abaissés	· Table ou bureau, classeurs et étagères adaptés · Chaise ergonomique faite sur mesure	· Rehaussement du plancher du véhicule
· Porte élargie	· Agrafeuse électrique · Clavier et souris plus petits	· Siège du conducteur surélevé
· Rampe d'accès extérieure · Marches intérieures et extérieures abaissées · Ascenseur	· Stationnement près de l'entrée	· Coussin pour le dossier du siège du conducteur
· Comptoirs, éviers abaissés · Tiroir inversé · Petite toilette · Banc de toilette	· Crochets abaissés · Ascenseur · Salle de bain adaptée	· Transport en commun adapté
· Poignées de porte en bec de canard		· Fauteuil roulant manuel ou électrique · Quadriporteur · Chaussures orthopédiques
· Laveuse et sécheuse à chargement frontal		· Vignette de stationnement
· Crochets et barres à cintres abaissés		
· Appuie-pieds · Chaise adaptée · Coussin pour le dos · Douche abaissée · Pince, bâton magique		

Les programmes du gouvernement du Québec pour les personnes en situation de handicap

Toutes ces adaptations ont évidemment un coût qui est parfois très élevé. Afin de ne pas pénaliser les personnes en situation de handicap et leurs familles, le gouvernement du Québec a mis en place un certain nombre de programmes de subventions ou d'aide financière.

Dans les pages suivantes, nous indiquons les principaux programmes qui existent au Québec (liste mise à jour en 2007) et qui pourraient s'adresser à des parents d'un enfant vivant avec une déficience physique. Ces renseignements ne sont pas exhaustifs et sont soumis à certaines restrictions dans l'admissibilité des programmes. Les personnes intéressées à en savoir plus sur l'admissibilité et les démarches à suivre peuvent communiquer avec des représentants des organismes ou des ministères gestionnaires de ces programmes. Nous les encourageons à le faire.

Pour profiter de ces programmes, la personne (enfant ou adulte) doit répondre à certains critères et décrire précisément ses besoins. Le plus souvent, les dossiers à soumettre pour avoir droit à ces programmes comprennent un formulaire à faire remplir par un professionnel de la santé, en général un ergothérapeute.

Les critères sont assez sévères et l'attribution des subventions ou des services ne se fait pas sur la base du seul diagnostic du nanisme. En effet, les besoins des personnes atteintes de nanisme varient, même chez celles atteintes de la même forme de nanisme (par exemple l'achondroplasie).

Enfin, ajoutons qu'on refuse souvent aux personnes de petite taille certains programmes très populaires, comme l'attribution des vignettes de stationnement. Il ne faut donc pas hésiter à faire valoir ses droits. En cas de refus, il faut demander les raisons qui justifient cette décision et s'il existe une possibilité de la faire réviser. Enfin, si une personne n'arrive pas à faire valoir ses droits, elle peut s'adresser au personnel de l'Association québécoise des personnes de petite taille pour leur demander de la soutenir dans ses démarches.

Principaux programmes du gouvernement du Québec pour les personnes en situation de handicap

Adaptation de domicile

Société d'habitation du Québec

www.habitation.gouv.qc.ca

L'aide financière correspond au coût des travaux reconnus par la Société d'habitation du Québec pour réaliser les adaptations autorisées par elle. Elle est versée après l'exécution des travaux. Maximum 16 000 $ pour un ménage propriétaire ; 8 000 $ pour un ménage locataire d'un logement ; 4 000 $ pour un ménage locataire d'une chambre.

Adaptation de véhicule

Société de l'assurance automobile du Québec

www.saaq.gouv.qc.ca

Achat et installation des équipements requis et recommandés et ajout d'équipements si les besoins ont changé depuis l'adaptation ; entretien et réparation des équipements autorisés (lorsque ceux-ci ne sont plus couverts par la garantie) ; vérification mécanique demandée par la Société de l'assurance automobile du Québec lorsque des modifications apportées au véhicule diminuent sa stabilité ou son freinage.

Aide financière aux études : élèves handicapés - allocations pour besoins particuliers

Ministère de l'Éducation, du Loisir et du Sport (MELS)

www.mels.gouv.qc.ca

Achat et installation des équipements requis et recommandés ; les frais liés à la réparation du matériel ou des appareils acquis dans le cadre du programme ; achat de matériel périssable (cassettes audio, photocopies et disquettes).

Aide financière aux études : étudiants handicapés - bourses

Bureau d'aide financière de l'établissement d'enseignement fréquenté ; service de l'accueil et des renseignements de l'Aide financière aux études.

La totalité de l'aide financière est versée sous forme de bourse ; le montant de la bourse est attribué selon les besoins de l'étudiant.

Aides à la motricité*

Régie de l'assurance médicament du Québec (RAMQ)
www.ramq.gouv.qc.ca

Orthèses et prothèses pour membres supérieurs et membres inférieurs, orthèses du tronc, aides à la marche, aides à la locomotion (fauteuils roulants), aides à la verticalisation, aides à la posture, etc.

Aides techniques/Aides à la vie quotidienne et aides à la vie domestique (AVQ-AVD)*

Agences de développement
(liste sur www.msss.gouv.qc.ca)

Dispositifs pour l'adaptation de la chambre à coucher, de la salle de bains et de la cuisine (ustensiles adaptés, bancs de transfert, lève-personnes, aides pour les soins personnels, etc.).

Carte québécoise à l'accompagnement en transport interurbain par autocar

Association des propriétaires d'autobus du Québec (APAQ)
www.apaq.qc.ca

Cette carte permet à l'accompagnateur d'une personne en situation de handicap admissible de voyager avec cette dernière, lors de déplacements interurbains en autocar, sans avoir à défrayer de frais de transport.

Chaussures orthétiques

Agences de développement
(liste sur www.msss.gouv.qc.ca)

Adaptation de chaussures dans les cas d'incapacités sévères à la marche.

Contrat d'intégration au travail (C.I.T)

Emploi Québec
http://emploiquebec.net

Subvention salariale, accessibilité des lieux de travail, adaptation du poste de travail.

Crédit d'impôt remboursable pour le soutien aux enfants - Supplément pour enfant handicapé

Régie des rentes du Québec

www.rrq.gouv.qc.ca

Le supplément pour enfant en situation de handicap est de 165 $ par mois (en 2007), indexé chaque année. Il n'est pas calculé en fonction des revenus des parents.

Crédits et déductions pour les personnes handicapées

Revenu Québec

www.revenu.gouv.qc.ca

Montant pour déficience grave et prolongée des fonctions mentales ou physiques ; montant pour déficience, transféré par une personne à charge ; montant et crédit d'impôt remboursable pour frais médicaux ; déduction pour produits et services de soutien à une personne handicapée.

Fonds d'intégration au travail des personnes handicapées

SPHERE-Québec

www.sphere-qc.ca

Subventions pour aider des personnes handicapées à se préparer à intégrer le marché du travail, à obtenir et à conserver un emploi ou à exercer un travail autonome. Le Fonds d'intégration est destiné aux personnes en situation de handicap sans emploi, non admissibles à l'assurance-emploi. Deux volets : pour les employeurs et pour les particuliers.

Intégration scolaire de l'élève en difficulté ou ayant un handicap

Commissions scolaires,
Ministère de l'Éducation, du Loisir et du Sport (MELS)

www.mels.gouv.qc.ca

Démarches pour permettre l'intégration d'un enfant en situation de handicap dans une école régulière du niveau préscolaire, du primaire et du secondaire.

Plan de services pour personnes handicapées

Office des personnes handicapées du Québec
www.ophq.gouv.qc.ca
CLSC (Centres locaux de services communautaires)

Le plan de services vise à répondre à l'ensemble des besoins d'une personne en situation de handicap.

Remboursement et exemption de la taxe pour cas particuliers

Revenu Québec
www.revenu.gouv.qc.ca

Exemption des taxes (TPS et TVQ) pour les personnes handicapées.

Taxe de vente : véhicule adapté au transport de personnes handicapées

Revenu Québec
www.revenu.gouv.qc.ca

Remboursement partiel de la TPS et de la TVQ pour l'achat d'un véhicule adapté au transport d'une personne handicapée ; sur la portion du prix qui est attribuable à la modification du véhicule ; sur des biens et des services s'ils servent à modifier son véhicule afin de l'adapter au transport d'une personne handicapée.

Tricycles et vélos adaptés*

IRDPQ pour l'Est du Québec • www.irdpq.qc.ca

IRM pour l'Ouest du Québec • www.irm.qc.ca

Adaptation de vélos et de tricycles pour les jeunes de 18 ans et moins ayant une déficience physique ou intellectuelle.

Triporteurs, quadriporteurs*

IRDPQ pour l'Est du Québec • www.irdpq.qc.ca

IRM pour l'Ouest du Québec • www.irm.qc.ca

Triporteurs, quadriporteurs et déambulateurs comme aides à la locomotion pour les personnes ayant des incapacités sévères à la marche sur une distance de 30 mètres.

Vignette de stationnement pour personnes handicapées

Société de l'assurance automobile du Québec

www.saaq.gouv.qc.ca

Pour toute personne en situation de handicap, qu'elle soit conductrice du véhicule ou passagère, donne accès aux places de stationnement réservées, partout au Québec.

Prestation pour enfants handicapés (PEH)

Agence du revenu du Canada

www.cra-arc.gc.ca

La prestation pour enfants handicapés (PEH) est une prestation non imposable destinée aux familles qui subviennent aux besoins d'un enfant de moins de 18 ans ayant une déficience grave et prolongée des fonctions mentales ou physiques.

---

* Voir les renseignements sur ces programmes sur le site **www.msss.gouv.qc.ca**
Tous les autres programmes sont expliqués sur le site **www.formulaire.gouv.qc.ca**

Conclusion

Le nanisme est une condition physique congénitale et permanente qui prend de multiples formes. Il nous était donc impossible d'en faire le tour de manière exhaustive. Cependant, notre objectif était de donner des réponses et des outils aux parents qui viennent d'avoir un enfant de petite taille pour leur permettre d'apprivoiser sa condition et de jouir pleinement de leur rôle de parent.

Cet objectif nous a contraints à brosser un tableau qui peut paraître très sombre. Cependant, quand tout se passe bien, que le diagnostic est posé rapidement, que les parents sont bien entourés, que l'enfant présente peu de séquelles associées à son nanisme, qu'il ne subit aucune complication de sa condition, etc., les parents ne ressentent en général pas le besoin de se renseigner davantage sur la condition de leur enfant.

Nous espérons que ce côté sombre n'aura pas découragé les parents ni leur entourage, car tel n'était pas le but. D'ailleurs, comme nous l'avons dit en introduction, il est très rare qu'un enfant de petite taille et ses parents éprouvent toutes les difficultés énumérées dans ce livre.

Enfin, il faut surtout garder à l'esprit que l'enfant de petite taille est avant tout un enfant, mais ayant des besoins particuliers. Cela ne l'empêche pas, comme tous les enfants, d'être curieux, avide d'apprendre, sociable, de vouloir s'amuser, etc. Nous espérons donc que ce livre aura aidé les parents à profiter en toute quiétude de ces moments privilégiés avec leur enfant et à l'accompagner le mieux possible dans toutes les étapes de son développement pour lui permettre de se bâtir une vie dont il sera fier.

Lexique

Acide aminé : molécule chimique, principal constituant des protéines.

Arthrose : usure prématurée des articulations. En plus d'être douloureuse, elle diminue la fonction de l'articulation.

Bec-de-lièvre : fissure de la lèvre supérieure.

Canal médullaire : cavité qui contient de la moelle (osseuse ou épinière). Le canal médullaire qui contient la moelle osseuse se trouve au centre des os ; celui qui contient la moelle épinière se trouve au centre des vertèbres.

Canal rachidien : nom spécifique du canal médullaire qui contient la moelle épinière.

Cartilage articulaire : tissu résistant et élastique entre deux pièces osseuses formant une articulation.

Cartilage de conjugaison : partie d'un os long située entre la métaphyse et l'épiphyse. Elle est responsable de la croissance de l'os. Ce cartilage est aussi appelé cartilage de croissance ou plaque de croissance.

Chromosome, chromosome autosomique, chromosome sexuel : structure en forme de bâtonnet, située dans le noyau de chaque cellule vivante. Elle contient des milliers de gènes et supporte l'information génétique de chaque être vivant. Chaque cellule contient 23 paires de chromosomes (22 paires de chromosomes autosomiques et deux chromosomes sexuels X ou Y), excepté les cellules sexuelles (les ovules et les spermatozoïdes) qui contiennent seulement 22 chromosomes et un seul chromosome sexuel. À la fécondation, la réunion d'un ovocyte et d'un spermatozoïde forme alors une cellule complète avec ses 23 paires de chromosomes, dont une paire de chromosomes sexuels XX ou XY. Les chromosomes sexuels sont appelés ainsi parce qu'ils déterminent le sexe de l'enfant : si les cellules du fœtus contiennent deux chromosomes XX, ce sera une fille ; si elles contiennent des chromosomes XY, ce sera un garçon. Le terme « autosomique » est un terme général qui désigne les chromosomes qui ne déterminent pas le sexe.

Collagène : protéine formée d'environ 1000 acides aminés. Elle représente le constituant principal des os. Il existe dix types de collagène, mais seuls les deux premiers sont concernés par le nanisme : le collagène de type I, le plus courant, se retrouve notamment dans les os, tandis que le collagène de type II est le principal constituant du cartilage.

Compression médullaire : compression de la moelle épinière.

Courbe de croissance : graphique représentant la taille d'un enfant à intervalles de temps réguliers. Elle permet d'évaluer la vitesse de croissance d'un enfant en la comparant à une courbe de croissance moyenne définie pour une population standard.

Croissance osseuse enchondrale : désigne un mode de croissance osseuse dans lequel le tissu embryonnaire se transforme d'abord en cartilage avant de former l'os définitif. C'est le cas pour les os longs des membres, les os du bassin et de la base du crâne, et les omoplates.

Cyphose : déformation de la colonne vertébrale, due à une bascule du bassin de l'arrière vers l'avant (dos rond).

Diaphyse : partie allongée de l'os long, délimitée par les deux épiphyses.

Épiphyse : les deux extrémités d'un os long.

Fissure palatine : malformation congénitale caractérisée par l'absence, plus ou moins complète, du palais. Elle est souvent associée à un bec-de-lièvre. On peut entreprendre une correction chirurgicale sur un nourrisson dès le septième mois.

Genu varum : déformation de la jambe vers l'intérieur qui a pour résultat de faire dévier le genou vers l'extérieur et le pied vers l'intérieur.

Glande : organe dont le rôle est de produire une substance (hormone, salive, lait, sueur, etc.)

Glucides : terme spécifique désignant les sucres que l'on trouve dans les aliments et qui sont ensuite absorbés par les cellules durant la digestion.

Hernie discale : une hernie désigne une saillie d'un organe ou d'une partie d'un organe. Entre deux vertèbres se trouve un disque intervertébral qui assure un rôle d'amortisseur tout en permettant à la colonne vertébrale de rester souple. Une hernie discale est une déformation du disque intervertébral, dont une partie fait une saillie.

Hormone : substance chimique produite par une glande. Libérée dans le sang, elle exerce une action spécifique sur des organes ou des cellules pour influencer leur fonctionnement.

Hormone de croissance : appelée aussi somatotrophine, elle est fabriquée par la glande hypophyse. Elle contribue à la croissance du squelette en agissant sur les cellules adipeuses, les muscles, la glycémie (le taux de sucre dans le sang) et la croissance du cartilage de conjugaison.

Hydrocéphalie : accumulation de liquide céphalo-rachidien dans les ventricules du cerveau, ce qui entraîne une augmentation du volume des ventricules. L'hydrocéphalie peut engendrer plusieurs séquelles sur le plan physique et neuropsychologique. Le traitement le plus courant est la pose d'une dérivation qui part d'un ventricule pour rejoindre le cœur (dérivation ventriculo-atriale) ou l'abdomen (dérivation ventriculo-péritonéale).

Hyperlaxité (ligament) : état de relâchement extrême d'un ligament articulaire.

Hypophyse : petite glande située à la base du cerveau. Elle sécrète plusieurs hormones, dont l'hormone de croissance et certaines hormones sexuelles. Elle s'appelle aussi glande pituitaire.

Hypotonie : diminution du tonus musculaire. Le tonus se définit comme étant l'état de contraction de base des muscles, permanent et involontaire.

Laminectomie : technique chirurgicale qui consiste à agrandir le canal rachidien en enlevant une portion de la partie postérieure des vertèbres.

Ligament : tissu résistant et peu élastique qui sert à maintenir en place deux os formant une articulation.

Lipides : terme spécifique désignant les graisses que l'on trouve dans les aliments et qui sont ensuite absorbées par les cellules durant la digestion.

Liquide céphalo-rachidien : liquide aqueux et clair, produit par les ventricules du cerveau. Il entoure le cerveau et la moelle épinière. Il contribue à nourrir les cellules nerveuses et joue aussi un rôle d'amortisseur pour protéger la moelle épinière et le cerveau contre les chocs.

Lordose : déformation de la colonne vertébrale dans le bas du dos, qui semble se creuser.

Métabolisme : ensemble des transformations chimiques que subit toute substance introduite dans l'organisme.

Métaphyse : parties de jonction entre la diaphyse et les épiphyses.

Mode dominant : mode de transmission d'une anomalie génétique. Pour que cette anomalie devienne apparente, il suffit qu'un seul gène dans la paire de chromosomes porte l'anomalie.

Mode récessif : mode de transmission d'une anomalie génétique. Pour que cette anomalie apparaisse, il faut que les deux gènes sur la paire de chromosomes portent l'anomalie (celui qui vient de la mère et celui qui vient du père).

Moelle épinière : ensemble des fibres nerveuses contenues dans le canal rachidien au centre des vertèbres.

Moelle osseuse jaune : tissu mou présent dans les os et constitué essentiellement de graisse. C'est une réserve de lipides.

Moelle osseuse rouge : tissu mou présent dans les os. Elle contient 60 % de cellules sanguines et 40 % de cellules adipeuses, et participe à la fabrication des cellules sanguines.

Mutation génétique : les mutations génétiques sont des changements survenant dans la structure des gènes.

Myringotomie (ou Tympanotomie) : traitement de l'otite qui consiste à placer des petits tubes de plastique dans le tympan.

Nutriments : substances alimentaires pouvant être utilisées directement par les cellules du corps. Les vitamines et les minéraux sont des nutriments.

Os long, os court, os plat: on classe les os du corps humain en trois catégories: les os longs (os des jambes et des bras), os courts (phalanges des doigts et des orteils) et plats (os du crâne, omoplate).

Ostéoporose: maladie du tissu osseux qui le rend plus rare et plus fragile. Les os sont alors plus susceptibles de se fracturer.

Otite: inflammation de l'oreille qui atteint parfois le tympan.

Percentile: le percentile correspond au pourcentage d'enfants de la population normale dont la taille est égale ou inférieure à celle de l'enfant que l'on est en train d'évaluer. Exemple: si la taille d'un enfant correspond au 25e percentile, cela signifie que 25 % des enfants de même sexe et ethnie sont de même taille ou plus petit que lui, et que 75 % sont plus grands.

Pieds bots: déformation du pied dans laquelle les orteils sont déviés vers l'intérieur du pied et abaissés; la plante du pied est tournée vers l'intérieur.

Sclérotique: membrane fibreuse et blanche qui protège l'extérieur de l'œil. C'est ce qu'on appelle communément le « blanc de l'œil ».

Scoliose: déviation latérale anormale de la colonne vertébrale, vers la droite ou vers la gauche.

Sténose du trou occipital: rétrécissement du trou occipital qui peut entraîner une compression de la moelle épinière au niveau du cou.

Sternum: plaque osseuse, au centre du thorax, sur laquelle s'attachent les côtes.

Strabisme: défaut de la vision caractérisé par une déviation des yeux vers le nez (les yeux « louchent »).

Ventricule: petites cavités situées au centre du cerveau. Il en existe quatre (deux latéraux et les 3e et 4e ventricules). Des cellules spécialisées des ventricules latéraux, formant le plexus choroïde, fabriquent le liquide céphalo-rachidien.

Vitamine: substance indispensable au bon fonctionnement du corps humain. Bien souvent, elles ne sont pas produites par le corps, mais on les trouve dans certains aliments.

Références bibliographiques

Livres

Alberts, B. et al. *Molecular biology of the cell*, 2e éd. New York: Garland publishing inc., 1989.

Association québécoise des personnes de petite taille. *Faits et données sur le nanisme*. Montréal: AQPPT, 1997.

Association québécoise des personnes de petite taille. *L'inclusion scolaire des enfants de petite taille – Guide à l'intention des parents*. Montréal: AQPPT, 2003.

Association québécoise des personnes de petite taille. *Recherche médicale sur le nanisme*. Montréal: AQPPT, 1993.

Boëls, N. *L'hydrocéphalie: Grandir et vivre avec une dérivation*. Montréal: Éditions du CHU Sainte-Justine, 2006.

Costa Magna, M., Dr M. Maidenberg. *Peut-on grandir sur ordonnance?* Poitiers (France): Bayard Éditions, 1992.

Guay, M. *Anatomie fonctionnelle de l'appareil locomoteur*. 3e éd, Montréal: Les Presses de l'Université de Montréal, 2005.

Kordon, C. *L'hormone de croissance*. Paris: Éditions Polytechnica, 2006.

Maroteaux, P. *Les maladies osseuses de l'enfant*. Paris: Flammarion Médecine-Sciences, 1995, 3e éd.

McNeill Alexander R. *Bones: The unity of form and function*. Colorado: Westview press, 1994.

Office des personnes handicapées. *Le guide des besoins en soutien à la famille. Pour les parents d'un enfant ou d'un adulte handicapé*. 2e éd. Montréal: OPHQ, 2006.

Siegel, I. M. *All about bone: an owner's manual*. New York: Demos medical publishing, 1998.

Articles

ALDEGHERI, R. et C. DALL'OCA. « Limb lengthening in short stature patients ». *J Pediatr Orthop B.* 2001 10(3):238-247.

BRINKMANN G et al. « Cognitive skills in achondroplasia ». *Am J Med Genet.* 1993 47(5):800-4.

CATON, J. « Allongement des membres chez les adolescents et les adultes jeunes de petite taille ». Paru dans un ouvrage collectif *Conférences d'enseignement 2006.* Elsevier (Cahiers d'enseignement de la Sofcot) ; 221-243.

DEAN, H.J. et H.G. FRIESEN. « Growth hormone therapy in Canada : end of one era and beginning of another ». *Can Med Assoc J* 1986 135 297-301.

GALLIEN, R. « Femoral and tibial lengthening by the Wagner method ». *J Pediatr Orthop B.* 2006 May 15(3) : 202-9

GORDON, N. « The neurological complications of achondroplasia ». *Brain & Development* 2000 22 : 3-7.

GRÜTERS, A. et al. « Neonatal thyroid disorders ». *Horm. Res.* 2003 59 (suppl 1) : 24-29.

GUICHET, J.M. et al. « Gradual femoral lengthening with the Albizzia Intramedullary Nail ». J *Bone Joint Surg. Am.* 2003 85 :838-848

HORTON, W.A. et al. « Achondroplasia ». *The Lancet.* 2007 370 : 162-72.

HUNTER, W.M. et al. « The diurnal pattern of plasma growth hormone concentration in adults ». *J Endocrinol.* 1966 Feb ; 34(2) : 139-46.

HUNTER W.M. et Rigal W.M. « The diurnal pattern of plasma growth hormone concentration in children and adolescents ». *J Endocrinol.* 1966 Feb ; 34(2) : 147-53

ROSS J.L. et al. « Psychological adaptation in children with idiopathic short stature treated with growth hormone or placebo ». *J Clin Endocrinol Metab.* 2004 89(10) : 4873-8.

ROVET J. « Turner syndrome : a review of genetic and hormonal influences on neuropsychological functioning ». *Child Neuropsychol.* 2004 10(4) : 262-79.

ROVET, J.F. « Congenital hypothyroidism : an analysis of persisting deficits and associated factors ». *Child Neuropsychol.* 2002 8(3) : 150-62.

RUDMAN, D.J. et al. « Impaired growth hormone secretion in the adult population : relation to age and adiposity ». *Clin Invest.* 1981 67(5):1361-9.

STEINHAUSEN, H.C. et al. « The behavior profile of children and adolescents with short stature ». *J Dev Behav Pediatr.* 2000 21(6) : 423-8.

TAKAHASHI, Y., KIPNIS D.M., DAUGHADAY W.H.J. « Growth hormone secretion during sleep ». *Clin Invest.* 1968 47(9) : 2079-90.

THOMPSON, N.M. et al. « Neuroanatomic and neuropsychological outcome in school-age children with achondroplasia ». *Am J Med Genet.* 1999 16 ;88(2) : 145-53.

TROTTER, T.L. et al. « Health supervision for children with achondroplasia ». *Pediatrics* 2005 116(3) : 771-783

VANDE BERG, B.C. et al. « Magnetic resonance imaging of normal bone marrow ». *Eur. Radiol.* 1998 8 : 1327-1334.

ZARZYCKI, D et al. « Long-term results of lower limb lengthening by the Wagner method ». *J Pediatr Orthop.* 2002 22(3) : 371-4.

Autres documents

TAMBURINI-BONNEFOY, C. *Hormone de croissance et maladie de Creutzfeldt-Jacob : éthique de l'information – Mémoire de DEA* ; Paris : Université René Descartes, 1995.

TÉTREAULT, S., M. C. CARRIÈRE et coll. *Prêt ! Pas prêt ! Je vieillis !* Québec : Institut de réadaptation en déficience physique de Québec, 2006.

Vidéos

L'adolescence : un défi de taille. Réalisation Pierre-Frédéric Chénier ; Scénario Martine Breuillaud ; Production PRB Média–Roch Brunette, 2006.

Question de taille. Réalisation et scénario Guilhem Rondot. Production Roch Brunette, 2001. VHS (54 min, 50 s)

Ressources

Associations de personnes de petite taille

Au Québec

Association québécoise des personnes de petite taille (AQPPT)
2177, rue Masson, bureau 205
Montréal (Québec) H2H 1B1
Téléphone : 514- 521-9671
Télécopieur : 514- 521-3369
Courriel : info@aqppt.org
Site Internet : www.aqppt.org

Portail québécois des maladies génétiques orphelines et autres maladies affiliées (PGMGO)
871, rue Commerciale
Notre-Dame-du-Lac (Québec) G0L 1X0
Téléphone : 418-899-2341
Télécopieur : 418-899-2735
Courriel : info@pgmo.org
Site Internet : http://pgmgo.com/

En France

Association des Personnes de Petite Taille
35 rue d'Alfortville
94600 Choisy-le-Roi
Téléphone : 01 48 52 33 94
Courriel : contact@appt.asso.fr
Site Internet : www.appt.asso.fr

Association GRANDIR
Association des Parents d'Enfants ayant des problèmes de Croissance
84, avenue Pasteur
10 000 Troyes, France
Téléphone: 03-25-70-05-08
Télécopieur: 03-25-70-05-08
Courriel: grandir@wanadoo.fr
Site Internet: www.grandir.asso.fr

Autres ressources

Office des personnes handicapées du Québec
Direction du partenariat et de l'intervention individuelle
309, rue Brock
Drummondville (Québec) J2B 1C5
Téléphone: 819-475-8585 ou 1 800 567-1465
Site Internet: http://ophq.gouv.qc.ca

CAMO pour personnes handicapées
55, avenue du Mont-Royal Ouest
Bureau 1000, 10e étage
Montréal (Québec) H2T 2S6
Téléphone: 514-522-3310 • Sans frais: 1 888 522-3310
Courriel: camo@camo.qc.ca
Site Internet: www.camo.qc.ca

Association de sports adaptés

Au Québec

Association québécoise des sports en fauteuil roulant

(Pour les sports en fauteuil roulant, mais aussi les autres sports adaptés, comme le hockey sur luge, le ski alpin, l'escrime, etc.)
4545, rue Pierre-de-Coubertin, C.P. 1000, succursale M
Montréal (Québec) H1V 3R2
Téléphone: 514-252-3108
Courriel: aqsfr@aqsfr.qc.ca
Site Internet: www.aqsfr.qc.ca

En France

Fédération française du sport adapté
9, rue Jean Daudin
75015 Paris
Téléphone : 01.42.73.90.00
Site Internet : www.ffsa.asso.fr

La Fédération française Handisport
42, rue Louis-Lumière
75020 Paris
Téléphone : 01 40 31 45 00
Courriel : accueil@handisport.org
Site Internet : www.handisport.org

France Nano Sports
11, place des Halles
78460 Chevreuse
Téléphone : Paris et Nord : 01 30 52 24 10
Courriel : nanosports@free.fr
Site Internet : http://nanosports.free.fr

Les ressources en matière d'adoption au Québec

Pour l'adoption interne ou locale

Association des centres jeunesse du Québec
1001, boulevard de Maisonneuve Ouest, bureau 410
Montréal (Québec) H3A 3C8
Téléphone : 514-842-5181
Site Internet : http://www.acjq.qc.ca

Pour l'adoption internationale

Secrétariat à l'adoption internationale
201, boulevard Crémazie Est, bureau 1.01
Montréal (Québec) H2M 1L2
Par téléphone : 514-873-5226 Sans frais 1 800 561-0246
Pour de l'information générale sur l'adoption au Québec
http://www.quebecadoption.net/

Ordres professionnels

Registre des ostéopathes au Québec

www.registre.org

Pour trouver un ostéopathe dans une région du Québec. L'organisme officiel des ostéopathes possédant une formation de niveau universitaire ou l'équivalent. Son principal rôle est d'établir des critères de compétences de qualité et sécuritaires pour la population consultant un de ses membres.

Registre des ostéopathes de France

www.osteopathie.org

Le registre des Ostéopathes de France regroupe les personnes qui exercent en France ou à l'étranger la profession d'ostéopathe.

Ordre professionnel des ergothérapeutes

www.oeq.org

Ordre professionnel des physiothérapeutes

www.oppq.qc.ca

Organisme de réglementation dont la mission est de protéger le public en surveillant l'exercice de la physiothérapie par ses membres.

Autres sites Internet intéressants

Extenso

www.extenso.org

Extenso est un organisme sans but lucratif qui a pour mission de sensibiliser les Québécois de langue française à une meilleure santé nutritionnelle par une interprétation objective et une diffusion efficace des connaissances scientifiques actuelles en matière de nutrition.

Orphanet

www.orpha.net ou www.orphanet.org

Basé en France, Orphanet est un serveur d'information sur les maladies rares et les médicaments orphelins en libre accès pour tous publics.

Masexualite.ca

http://masexualite.ca

Ce site Internet, administré par la Société des obstétriciens et gynécologues du Canada, a le mandat d'informer les adolescents, les parents, les adultes, les enseignants et les intervenants de la santé. Sous l'onglet parents, on donne des renseignements fiables sur des sujets préoccupant les parents : relations parents-adolescent, puberté, contraception, maladies transmissibles sexuellement, développement de l'enfant, etc.

Ouvrages parus dans la même collection

Accompagner son enfant prématuré
De la naissance à cinq ans
Sylvie Louis
ISBN 978-2-89619-085-0 2007/216 p.

Ados : mode d'emploi
Michel Delagrave
ISBN 2-89619-016-3 2005/176 p.

L'agressivité chez l'enfant de 0 à 5 ans
Sylvie Bourcier
ISBN 978-2-89619-125-3 2008/220 p.

Aide-moi à te parler !
La communication parent-enfant
Gilles Julien
ISBN 2-922770-96-6 2004/144 p.

Aider à prévenir le suicide chez les jeunes
Un livre pour les parents
Michèle Lambin
ISBN 2-922770-71-0 2004/272 p.

L'allaitement maternel – 2e édition
Comité pour la promotion de l'allaitement maternel de l'Hôpital Sainte-Justine
ISBN 2-922770-57-5 2002/104 p.

Apprivoiser l'hyperactivité et le déficit de l'attention – 2e édition
Colette Sauvé
ISBN 978-2-89619-095-9 2007/132 p.

L'asthme chez l'enfant
Pour une prise en charge efficace
Sous la direction de Denis Bérubé, Sylvie Laporte et Robert L. Thivierge
ISBN 2-89619-057-0 2006/168 p.

Au-delà de la déficience physique ou intellectuelle
Un enfant à découvrir
Francine Ferland
ISBN 2-922770-09-5 2001/232 p.

Au fil des jours... après l'accouchement
L'équipe de périnatalité de l'Hôpital Sainte-Justine
ISBN 2-922770-18-4 2001/96 p.

Au retour de l'école...
La place des parents dans l'apprentissage scolaire
2e édition
Marie-Claude Béliveau
ISBN 2-922770-80-X 2004/280 p.

Comprendre et guider le jeune enfant
À la maison, à la garderie
Sylvie Bourcier
ISBN 2-922770-85-0 2004/168 p.

De la tétée à la cuillère
Bien nourrir mon enfant de 0 à 1 an
Linda Benabdesselam et autres
ISBN 2-922770-86-9 2004/144 p.

Le développement de l'enfant au quotidien
Du berceau à l'école primaire
Francine Ferland
ISBN 2-89619-002-3 2004/248 p.

Le diabète chez l'enfant et l'adolescent
Louis Geoffroy, Monique Gonthier et les autres membres de l'équipe de la Clinique du diabète de l'Hôpital Sainte-Justine
ISBN 2-922770-47-8 2003/368 p.

La discipline un jeu d'enfant
Brigitte Racine
ISBN 978-2-89619-119-2 2008/136 p.

Drogues et adolescence
Réponses aux questions des parents
Étienne Gaudet
ISBN 2-922770-45-1 2002/128 p.

Dyslexie et autres maux d'école
Quand et comment intervenir
Marie-Claude Béliveau
ISBN 978-2-89619-121-5 2007/296 p.

En forme après bébé
Exercices et conseils
Chantale Dumoulin
ISBN 2-921858-79-7 2000/128 p.

En forme en attendant bébé
Exercices et conseils
Chantale Dumoulin
ISBN 2-921858-97-5 2001/112 p.

Enfances blessées, sociétés appauvries
Drames d'enfants aux conséquences sérieuses
Gilles Julien
ISBN 2-89619-036-8 2005/256 p.

L'enfant adopté dans le monde (en quinze chapitres et demi)
Jean-François Chicoine, Patricia Germain et Johanne Lemieux
ISBN 2-922770-56-7 2003/480 p.

L'enfant malade
Répercussions et espoirs
Johanne Boivin, Sylvain Palardy et Geneviève Tellier
ISBN 2-921858-96-7 2000/96 p.

Enfin je dors... et mes parents aussi
Evelyne Martello
ISBN 978-2-89619-082-9 2007/120 p.

L'épilepsie chez l'enfant et l'adolescent
Anne Lortie, Michel Vanasse et autres
ISBN 2-89619-070-8 2006/208 p.

L'estime de soi des adolescents
Germain Duclos, Danielle Laporte et Jacques Ross
ISBN 2-922770-42-7 2002/96 p.

L'estime de soi des 6-12 ans
Danielle Laporte et Lise Sévigny
ISBN 2-922770-44-3 2002/112 p.

L'estime de soi, un passeport pour la vie – 2e édition
Germain Duclos
ISBN 2-922770-87-7 2004/248 p.

Et si on jouait?
Le jeu durant l'enfance et pour toute la vie
2e édition
Francine Ferland
ISBN 2-89619-035-X 2005/212 p.

Être parent, une affaire de cœur – 2e édition
Danielle Laporte
ISBN 2-89619-021-X 2005/280 p.

Famille, qu'apportes-tu à l'enfant ?
Michel Lemay
ISBN 2-922770-11-7 2001/216 p.

La famille recomposée
Une famille composée sur un air différent
Marie-Christine Saint-Jacques et Claudine Parent
ISBN 2-922770-33-8 2002/144 p.

Favoriser l'estime de soi des 0-6 ans
Danielle Laporte
ISBN 2-922770-43-5 2002/112 p.

Le grand monde des petits de 0 à 5 ans
Sylvie Bourcier
ISBN 2-89619-063-5 2006/168 p.

Grands-parents aujourd'hui
Plaisirs et pièges
Francine Ferland
ISBN 2-922770-60-5 2003/152 p.

Guide Info-Famille
Répertoire annoté de ressources
Centre d'information du CHU Sainte-Justine
ISBN 978-2-89619-137-6 2008/600 p.

Guider mon enfant dans sa vie scolaire – 2e édition
Germain Duclos
ISBN 2-89619-062-7 2006/280 p.

L'hydrocéphalie : grandir et vivre avec une dérivation
Nathalie Boëls
ISBN 2-89619-051-1 2006/112 p.

J'ai mal à l'école
Troubles affectifs et difficultés scolaires
Marie-Claude Béliveau
ISBN 2-922770-46-X 2002/168 p.

Jouer à bien manger
Nourrir mon enfant de 1 à 2 ans
Danielle Regimbald, Linda Benabdesselam, Stéphanie Benoît et Micheline Poliquin
ISBN 2-89619-054-6 2006/160 p.

Les maladies neuromusculaires chez l'enfant et l'adolescent
Sous la direction de Michel Vanasse, Hélène Paré, Yves Brousseau et Sylvie D'Arcy
ISBN 2-922770-88-5 2004/376 p.

Mon cerveau ne m'écoute pas
Comprendre et aider l'enfant dyspraxique
Sylvie Breton et France Léger
ISBN 978-2-89619-081-2 2007/192 p.

Musique, musicothérapie et développement de l'enfant
Guylaine Vaillancourt
ISBN 2-89619-031-7 2005/184 p.

Le nanisme
Une place au soleil dans un monde de grands
Nathalie Boëls
ISBN 978-2-89619-138-3 2008/184 p.

Parents d'ados
De la tolérance nécessaire à la nécessité d'intervenir
Céline Boisvert
ISBN 2-922770-69-9 2003/216 p.

Les parents se séparent...
Pour mieux vivre la crise et aider son enfant
Richard Cloutier, Lorraine Filion et Harry Timmermans
ISBN 2-922770-12-5 2001/164 p.

Pour parents débordés et en manque d'énergie
Francine Ferland
ISBN 2-89619-051-1 2006/136 p.

Raconte-moi une histoire
Pourquoi? Laquelle? Comment?
Francine Ferland
ISBN 2-89619-116-1 2008/168 p.

Responsabiliser son enfant
Germain Duclos et Martin Duclos
ISBN 2-89619-00-3 2005/200 p.

Santé mentale et psychiatrie pour enfants
Des professionnels se présentent
Bernadette Côté et autres
ISBN 2-89619-022-8 2005/128 p.

La scoliose
Se préparer à la chirurgie
Julie Joncas et collaborateurs
ISBN 2-921858-85-1 2000/96 p.

Le séjour de mon enfant à l'hôpital
Isabelle Amyot, Anne-Claude Bernard-Bonnin, Isabelle Papineau
ISBN 2-922770-84-2 2004/120 p.

La sexualité de l'enfant expliquée aux parents
Frédérique Saint-Pierre et Marie-France Viau
ISBN 2-89619-069-4 2006/208 p.

Tempête dans la famille
Les enfants et la violence conjugale
Isabelle Côté, Louis-François Dallaire et Jean-François Vézina
ISBN 2-89619-008-2 2004/144 p.

Le trouble de déficit de l'attention avec ou sans hyperactivité
Stacey Bélanger, Michel Vanasse et coll.
ISBN 978-2-89619-136-9 2008/240 p.

Les troubles anxieux expliqués aux parents
Chantal Baron
ISBN 2-922770-25-7 2001/88 p.

Les troubles d'apprentissage : comprendre et intervenir
Denise Destrempes-Marquez et Louise Lafleur
ISBN 2-921858-66-5 1999/128 p.

Votre enfant et les médicaments : informations et conseils
Catherine Dehaut, Annie Lavoie, Denis Lebel, Hélène Roy et Roxane Therrien
ISBN 2-89619-017-1 2005/332 p.

Recyclé
Contribue à l'utilisation responsable des ressources forestières
FSC
www.fsc.org Cert no. SGS-COC-003153
© 1996 Forest Stewardship Council
100%

MARQUIS
Marquis imprimeur inc.

Québec, Canada
2008

Imprimé sur du papier Silva Enviro 100% postconsommation traité sans chlore, accrédité Éco-Logo et fait à partir de biogaz.

certifié

procédé sans chlore

100 % post-consommation

PERMANENT
archives permanentes

BIO GAZ ÉNERGIE
énergie biogaz